实用危重疾病诊疗与护理

刘晓英 周洁 洪风菊 陈云霞 齐琪 尚亭亭 主编

吉林科学技术出版社

图书在版编目（CIP）数据

实用危重疾病诊疗与护理 / 刘晓英等主编. -- 长春：吉林科学技术出版社，2024.5

ISBN 978-7-5744-1320-7

Ⅰ．①实… Ⅱ．①刘… Ⅲ．①险症－诊疗②险症－护理 Ⅳ．①R459.7②R472.2

中国国家版本馆 CIP 数据核字(2024)第 092114 号

实用危重疾病诊疗与护理

主　　编	刘晓英　等
出 版 人	宛　霞
责任编辑	隋云平
封面设计	杨海英
制　　版	杨海英
幅面尺寸	185mm×260mm
开　　本	16
字　　数	150 千字
印　　张	9.75
印　　数	1~1500 册
版　　次	2024 年 5 月第 1 版
印　　次	2024 年 12 月第 1 次印刷

出　　版	吉林科学技术出版社
发　　行	吉林科学技术出版社
地　　址	长春市福祉大路 5788 号出版大厦 A 座
邮　　编	130118
发行部电话/传真	0431-81629529 81629530 81629531
	81629532 81629533 81629534
储运部电话	0431-86059116
编辑部电话	0431-81629510
印　　刷	三河市嵩川印刷有限公司

书　　号	ISBN 978-7-5744-1320-7
定　　价	60.00 元

《实用危重疾病诊疗与护理》
编委会

主　编

刘晓英（聊城市传染病医院）

周　洁（聊城市第三人民医院）

洪风菊（聊城市第三人民医院）

陈云霞（冠县新华医院）

齐　琪（聊城市人民医院）

尚亭亭（青岛大学附属威海市中心医院）

副主编

赵　丹（山东省聊城市人民医院）

张红艳（新疆维吾尔自治区中医医院）

林晓霞（威海市第三人民医院）

朱　明（聊城市东昌府区中医院）

高　翠（聊城市人民医院）

王子华（高唐县姜店镇卫生院）

裴希图（聊城市东昌府区中医院）

苗振华（威海市文登区人民医院）

赵艳红（威海市文登区泽头镇卫生院）

刘金梅（包头市蒙医中医医院）

前　言

　　本书是一本关于危重疾病诊疗与护理的著作。急救与重症医学发展迅速，需要不断跟踪学术前沿，才能更好地服务患者。危重病是指各种危及患者生命或重要器官功能的疾病。随着科学和医疗技术的进步，越来越多的重症患者有更多的机会得到救治。本书对各科常见急危重症的病因、临床表现、诊断、治疗、护理等方面进行了总结与描述，汇集了各科常见急危重症诊治与护理方面的知识，对临床各学科急危重症患者的治疗、护理具有一定的参考价值。适合广大临床医师及护理人员使用。

目　录

第一章　呼吸系统急危重症

第一节　呼吸重症疾病的主要症状和体征

周密详细的病史和体格检查是诊断呼吸系统疾病的基础，普通 X 线和电子计算机 X 线体层显像（CT）对诊断肺部病变具有重要的作用。由于呼吸系统疾病常为全身疾病的一种局部表现，应结合常规实验室检查及其他特殊检查结果进行全面综合分析，力求作出病因、解剖、病理和功能的诊断。

一、呼吸系统疾病的主要症状

呼吸系统的咳嗽、咳痰、咯血、气急（促）、喘鸣和胸痛等症状在不同的肺部疾病中常有不同的特点。

（一）咳嗽

咳嗽是呼吸系统的主要症状之一，是人体的一种保护性呼吸反射动作。咳嗽的产生，是由于异物、刺激性气体、呼吸道内分泌物等刺激呼吸道黏膜，产生冲动，通过传入神经纤维传到延髓咳嗽中枢而引起。咳嗽的动作是短促深吸气，声门紧闭，呼吸肌、肋间肌和膈肌快速猛烈收缩，使肺内高压的气体喷射而出。随着急速冲出的气流，呼吸道内的异物或分泌物被排出体外。

咳嗽反射弧包括以下 4 个环节。

1.呼吸道神经末梢感受器

其包括机械感受器、化学感觉器和肺牵张感受器。

2.传入神经

其为迷走神经纤维。

3.延髓咳嗽中枢

其位于延髓背侧部，邻近呼吸中枢；

4.传出神经

其包括迷走神经传出纤维、喉上神经和脑神经。它们协同完成咳嗽运动。

急性发作的刺激性干咳，伴有发热、声嘶，常为急性喉炎、气管炎或支气管炎；常年咳嗽，秋冬季加重，提示慢性阻塞性肺疾病；急性发作的咳嗽伴胸痛，可能是肺炎；发作性干咳（尤其在夜间规律发作），可能是咳嗽变异型哮喘；高亢的干咳伴有呼吸困难可能是支气管肺癌累及气管或主支气管；持续而逐渐加重的刺激性咳嗽伴有气促（急）则考虑特发性肺纤维化或支气管肺泡癌。

对于重症疾病，咳嗽的不利作用是可把气管病变扩散到邻近的小支气管，使病情加重。另外，持久剧烈的咳嗽影响休息，还易消耗体力，并可引起肺泡壁弹性组织的破坏，诱发肺气肿。术后患者咳嗽增加腹压，剧烈咳嗽震动伤口，加重病情。

（二）咳痰

痰的主要来源是气管、支气管腺体和杯状细胞的分泌物。在正常情况下，呼吸道的腺体不断有少量分泌物排出，形成一层薄的黏液层，能够保持呼吸道的湿润，并能吸附吸入的尘埃、细菌等微生物。正常人每天分泌痰液 100mL，借助柱状上皮纤毛的摆动，将其排向喉头，随咳嗽咳出，或被咽下，所以一般不感觉有痰。在呼吸道反复感染、异物、过热和过冷的空气、刺激性气体、香烟或过敏因素的刺激下，支气管分泌大量痰液。痰的性状、量及气味对诊断有一定帮助。

痰由白色泡沫或黏液状转为脓性多为细菌性感染；大量黄脓痰常见于肺脓肿或支气管扩张；铁锈样痰可能是肺炎链球菌感染；红棕色胶冻样痰可能是肺炎克雷伯杆菌感染；伴大肠埃希菌感染时，脓痰有恶臭；肺阿米巴病为咖啡样痰；卫氏并殖吸虫病为果酱样痰；肺水肿时，则可能咳粉红色稀薄泡沫痰；如果痰液中有胃内容物，常见于误吸、气管食管瘘等。痰量的增减，反映感染的加剧或缓解，若痰量突然减少，且出现体温升高，可能与支气管引流不畅有关。

痰液有很多不良反应。临床上痰液黏稠度分为三度：I度：稀痰；II度：中度黏稠；III度：重度黏稠。当呼吸道痰液稀薄时要分析其原因，如气囊充气不足导致口咽分泌物流入呼吸道、呼吸道湿化过度及疾病本身痰液的特征等因素。较黏稠的痰液含水量较少，不易吸出，需进行湿化后吸出。痰液形成痂时，不仅阻塞呼吸道，且自行排出困难，也应将痰液湿化后再行吸引。痰液吸水后膨胀的痰痂使原来部分阻塞的支气管通气阻力加大，加重通气障碍。痰在呼吸道内不及时排出，给细菌繁殖提供温床，有利于细菌繁殖，导致支气管内腔闭塞，致使呼气不畅及呼吸困难，可能发展成肺气肿。痰液诱发咳嗽，反复咳嗽将使肺泡发生变化，导致功能低下。痰不仅可导致机械性阻塞，成为微生物的培养基，还含有收缩支气管的物质，使支气管痉挛。另外，年老体弱、久病卧床或小儿发育未成熟时，甚至会因黏痰阻塞呼吸道而引起急性呼吸衰竭致死。通过痰液可能传播的疾病有肺结核、流行性感冒、霍乱、麻疹等。对于机械通气患者，脓痰及痰痂易聚集并阻塞支气管管腔，严重影响患者的通气功能，加重呼吸衰竭，甚至引起继发性肺不张。机械通气的患者因失去咳嗽功能、肺功能严重减退、呼吸肌无力等原因，患者往往不能自行排痰，分泌物显著增加。患者多处于意识障碍、全身衰竭状态，咳嗽排痰功能降低，使原有的呼吸系统疾病及呼吸衰竭加重。

临床常用的化痰方法有：雾化吸入、口服或鼻饲，静脉输注化痰、平喘药物、胸部物理治疗、痰液吸引促进痰液排出。吸痰不及时可造成呼吸道不畅、通气量降低、窒息，甚至心律失常。所以，适时吸痰是保持呼吸道通畅、确保机械通气治疗效果的关键。可以依据听诊确定痰液的位置及性状，适时吸痰；依据血氧饱和度监测值适时吸痰，排除可能导致血氧饱和度下降的其他因素，正确判断吸痰时机；依据呼吸道压力变化适时吸痰，出现高压报警时，多为痰液阻塞呼吸道，使管腔变窄，致呼吸道压力升高，此时应及时吸痰，但是不能把呼吸道压力升高作为吸痰的指征；也可根据患者主动要求确定吸痰时机。

（三）咯血

咯血指喉及喉以下的呼吸道任何部位的出血，经口腔咯出。骤发大量的咯血可导致患者呼吸道内血块阻塞窒息死亡。因咯血经口腔排出，必须与口腔、鼻、咽部的出血和消化道的出血（呕血）相鉴别。

1.咯血的原因

可见于支气管疾病，如支气管扩张、支气管肺癌、支气管结核、慢性支气管炎、支气管凝结物、支气管腺瘤、支气管黏膜非特异性溃疡等。

2.咯血的发病机制

（1）支气管疾病：炎症或肿瘤等损害支气管黏膜；病灶处的毛细血管通透性增高；黏膜下血管扩张破裂等。

（2）肺部疾病：如肺结核、肺炎、肺脓肿、肺淤血、肺栓塞、肺真菌病、卫氏并殖吸虫病、肺泡微凝结物、肺泡炎、肺含铁血黄素沉着症、肺出血-肾炎综合征等。肺部咯血的机制为毛细血管通透性增高、小血管破裂、小动脉瘤破裂、动静脉瘘破裂。

（3）心血管疾病：如二尖瓣狭窄时因肺淤血压力增高，使肺泡壁或支气管内膜毛细血管破裂。若支气管黏膜下支气管静脉曲张破裂可大量咯血。

（4）其他原因：急性肺水肿（急性左侧心力衰竭）可见咳浆液性粉红色泡沫样痰；肺栓塞时咳黏稠黯红色血痰；先天性心脏病（房间隔缺损、动脉导管未闭等）因肺动脉高压而出现咯血；血液系统疾病，如血小板减少性紫癜（ITP）、急慢性白血病、再生障碍性贫血、血友病等均可引起咯血，血液病引起咯血是全身性出血征象在呼吸道的局部表现。风湿性疾病，如血管炎、Wegener 肉芽肿、白塞病、结节性多动脉炎、系统性红斑狼疮等和其他疾病，如急性传染病，流行性出血热、肺出血型钩端螺旋体病等，气管、支气管子宫内膜异位症，绒癌肺转移、外伤、异物等均可引起咯血。

3.咯血量的估计

（1）小量咯血：每日咯血量在 100mL 以内；

（2）中等量咯血：每日咯血量为 100～500mL；

（3）大量咯血：每日咯血量在 500mL 以上（或一次咯血量＞100mL）。大量咯血主要见于空洞型肺结核、支气管扩张症和慢性肺脓肿。

4.咯血的性质

支气管肺癌的咯血主要表现为持续性或间断性痰中带血，少有大量咯血。鲜红色咯血见于肺结核、支气管扩张症、肺脓肿等。铁锈色痰见于肺炎链球菌肺炎、卫氏并殖吸虫病和肺泡出血。砖红色胶冻样血痰见于肺炎克雷伯杆菌肺炎。黯红色见于二尖瓣狭窄肺淤血。黏稠黯红色咯血多由肺栓塞引起。浆液性粉红色泡沫样血痰见于急性左心力衰竭肺水肿。

5.咯血的伴随症状

伴发热见于肺炎、肺结核、肺脓肿等；伴胸痛见于大叶性肺炎、肺结核、肺栓塞、肺癌；伴呛咳见于支气管肺癌、支原体肺炎；伴脓痰见于支气管扩张、肺脓肿等；伴皮肤黏膜出血见于血液病、风湿病；伴黄疸见于钩端螺旋体病、重症肺炎、肺栓塞；伴杵状指见于支气管扩张、肺脓肿、支气管肺癌。

（四）呼吸困难

正常人呼吸频率成人为 16～20 次/min，与心脏搏动次数的比例为 1∶4。当患者主观上感觉空气不足，呼吸费力，客观上患者用力呼吸，呼吸肌和辅助呼吸肌均参与呼吸运动，通气增加，呼吸频率、深度与节律都发生改变即为呼吸困难。呼吸困难是呼吸功能不全的一个重要症状，是患者主观上有空气不足或呼吸费力的感觉；而客观上表现为呼吸频率、深度和节律的改变。

1.呼吸困难的发病原因

（1）上呼吸道疾病：咽后壁脓肿、扁桃体肿大、喉异物、喉水肿、喉癌等。

（2）支气管疾病：支气管炎、支气管哮喘、支气管扩张、支气管异物和肿瘤等所致的狭窄与梗阻。

（3）肺部疾病：慢性阻塞性肺疾病（COPD）、各型肺炎、肺结核、肺淤血、肺不张、肺水肿、肺囊肿、肺梗死、肺癌、结节病、肺纤维化、急性呼吸窘迫综合征（ARDS）等。

（4）胸膜疾病：自发性气胸、大量胸腔积液、严重胸膜粘连增厚、胸膜间质瘤等。

（5）纵隔疾病：纵隔炎症、气肿、疝、主动脉瘤、淋巴瘤、畸胎瘤、胸内甲状腺瘤、胸腺瘤等。

（6）其他原因：胸廓畸形、胸壁炎症、结核、外伤、肋骨骨折、类风湿脊柱炎、胸壁呼吸肌麻痹、硬皮病、重症肌无力、过度肥胖症等。

2.呼吸困难的类型

根据主要的发病机制，可将呼吸困难分为下列 6 种类型。

（1）肺源性呼吸困难：由呼吸器官病变所致，主要表现为 3 种形式。

①吸气性呼吸困难：表现为喘鸣，吸气时胸骨、锁骨上窝及肋间隙凹陷，即"三凹征"。常见于喉、气管狭窄，如炎症、水肿、异物和肿瘤等。

②呼气性呼吸困难：呼气相延长，伴有哮鸣音，见于支气管哮喘和阻塞性肺病。

③混合性呼吸困难：见于肺炎、肺纤维化、大量胸腔积液、气胸等。

（2）心源性呼吸困难：常见于左心功能不全所致心源性肺水肿，其临床特点是患者有严重的心脏病史，呈混合性呼吸困难，卧位及夜间明显，肺底部可出现中小湿啰音，并随体位而变化。X 线检查可见心影有异常改变，肺门及其附近充血或兼有肺水肿征。

（3）中毒性呼吸困难：各种原因所致的酸中毒，均可使血中二氧化碳升高、pH 降低，刺激外周化学感受器或直接兴奋呼吸中枢，增加呼吸通气量，表现为深而大的呼吸困难。呼吸抑制剂，如吗啡、巴比妥类等中毒时，也可抑制呼吸中枢，使呼吸浅而慢。

（4）血源性呼吸困难：重症贫血可因红细胞计数减少、血氧不足而气促，尤以活动后显著；大出血或休克时因缺血及血压下降，刺激呼吸中枢而引起呼吸困难。

（5）神经精神性与肌病性呼吸困难：重症脑部疾病，如脑炎、脑血管意外、脑肿瘤等直接累及呼吸中枢，出现异常的呼吸节律，导致呼吸困难；重症肌无力危象引起呼吸肌麻痹，导致严重的呼吸困难。另外，癔症也可有呼吸困难发作，其特点是呼吸显著频数、表浅，因呼吸性碱中毒常伴有手足搐搦症。

（6）胃胀气引起的呼吸困难：由于胃膨大顶住膈肌，使胸腔变小而呼吸困难。胸闷是一种主观感觉，即呼吸费力或气不够用。轻者若无其事，重者则觉得难受，似乎被石头压住胸膛，甚至发生呼吸困难。它可能是身体器官的功能性表现，也可能是人体发生疾病的较早症状之一。年龄不同，胸闷的病因亦不同；治疗不一样，后果也不一样。

呼吸困难按其发作快慢分为急性、慢性和反复发作性。急性气促伴胸痛常提示肺炎、气胸和胸腔积液。肺血栓栓塞症常表现为不明原因的呼吸困难。左侧心力衰竭患者可出现夜间阵发性呼吸困难。

按呼吸周期可分为吸气性和呼气性呼吸困难。慢性进行性气促见于慢性阻塞性肺疾病、弥散性肺纤维化等疾病。支气管哮喘发作时，出现呼气性呼吸困难，且伴有哮鸣音，缓解时可消失，下次发作时又复出现。

3.吸气性呼吸困难分度

一度：安静时无呼吸困难，活动时出现；二度：安静时有轻度呼吸困难，活动时加重，但不影响睡眠和进食，无明显缺氧；三度：明显吸气性呼吸困难，喉鸣音重，"三凹征"（肋骨间、胸骨、锁骨上的软组织内陷，像抽走空气的皮球一样）明显，缺氧和烦躁不安，不能入睡；四度：呼吸极度困难，严重缺氧和二氧化碳增多，嘴唇苍白或发绀、血压下降、大小便失禁、脉细弱，进而昏迷、心力衰竭，直至死亡。

4.呼吸困难的伴随症状

不同的伴随症状见于不同疾病。发作性呼吸困难伴哮鸣音多见于支气管哮喘、心源性哮喘；突发性重度呼吸困难见于急性喉水肿、气管异物、大面积肺栓塞、自发性气胸等；呼吸困难伴发热多见于肺炎、肺脓肿、肺结核、胸膜炎、急性心包炎等；伴一侧胸痛见于大叶性肺炎、急性渗出性胸膜炎、肺栓塞、自发性气胸、急性心肌梗死、支气管肺癌等；伴咳嗽、咳痰见于慢性支气管炎、阻塞性肺气肿继发肺部感染、支气管扩张、肺脓肿等；伴大量泡沫痰可见于有机磷中毒；伴粉红色泡沫痰见于急性左侧心力衰竭；伴意识障碍见于脑出血、脑膜炎、糖尿病酮症酸中毒、尿毒症、肺性脑病、急性中毒、休克型肺炎等。

（五）胸痛

胸痛指颈与胸廓下缘之间的疼痛，疼痛可呈多种性质。肺和脏胸膜对痛觉不敏感，肺炎、肺结核、肺血栓栓塞症、肺脓肿等病变累及壁胸膜时，方可发生胸痛。胸痛伴高热，考虑肺炎。肺癌侵及壁胸膜或骨，出现隐痛，持续加剧，甚至刀割样痛。突发性胸痛伴咯血和（或）呼吸困难，应考虑肺血栓栓塞症。胸膜炎常在胸廓活动较大的双（单）侧下胸痛，与咳嗽、深吸气有关。自发性气胸可在剧咳或屏气时突然发生剧痛。应注意与非呼吸系统疾病引起的胸痛相鉴别，如心绞痛以及纵隔、食管、膈肌和腹腔疾患所致的胸痛。

胸痛是临床上常见的症状，原因颇多，且胸痛的部位和严重程度并不一定和病变的部位和严重程度一致。外伤、炎症、肿瘤及某些理化因素所致组织损伤，刺激肋间神经、膈神经、脊神经后根和迷走神经分布在食管、支气管、肺、胸膜、心及主动脉的神经末梢，均可引起胸痛。胸痛常见的原因主要有以下 5 点。

1.胸壁病变

胸壁病变所引起的胸痛是各类胸痛中最常见的一种，如胸壁的外伤、细菌感染、病毒感染、肿瘤等引起的局部皮肤、肌肉、骨骼及神经病变。常见的有：急性皮炎、皮下蜂窝织炎、带状疱疹、痛性肥胖症、肌炎及皮肌炎、流行性肌痛、颈椎痛、肋软骨炎、骨肿瘤、肋间神经炎和神经根痛等。其共同特征主要有以下 2 点。

（1）疼痛部位固定于病变处，且局部有明显压痛。

（2）深呼吸、咳嗽、举臂、弯腰等动作使胸廓活动疼痛加剧。

2.肺及胸膜病变

肺和脏胸膜对痛觉不敏感，肺炎、肺结核、肺脓肿、肺梗死等，由于病变累及壁胸膜而发生胸痛；肺癌侵及支气管壁或壁胸膜都可产生胸痛；自发性气胸时，由于粘连撕裂产生突然剧痛；干性胸膜炎由于炎症波及脏胸膜和壁胸膜，发生摩擦而致胸痛；大量胸腔积液与张力性气胸可由于壁胸膜受压发生胸痛。其共同特点为：①多伴咳嗽或咳痰；②常因咳嗽、深呼吸而加重，其他胸壁活动并不引起疼痛；③胸壁局部无压痛；④常伴有原发疾病的体征，X 线检查可发现病变。

3.心血管系统病变

常见的有心绞痛、心肌梗死及心包炎。心绞痛、心肌梗死、主动脉瓣疾病及心肌病等引起的胸痛是由于心肌缺血所致；心包炎引起的胸痛是由于病变累及第 5 肋水平以下的心包壁层和邻近胸膜所致。其共同特征如下。

（1）疼痛多位于胸骨后或心前区，少数在剑突下，可向左肩放射；

（2）疼痛常因体力活动诱发加重，休息后好转。

4.纵隔及食管病变

较少见，常见的有急性纵隔炎、纵隔肿瘤、纵隔气肿、急性食管炎、食管癌等。纵隔疾病引起胸痛是因纵隔内组织受压，神经或骨质受累等；食管疾病主要是由于炎症或化学刺激物作用于食管黏膜。其共同特征如下。

（1）胸痛位于胸骨后，呈持续进行性隐痛或钻痛，常放射至其他部位。

（2）吞咽时疼痛加剧，伴有吞咽困难。

5.横膈病变

可由横膈本身或由腹腔脏器疾病引起，常见的有膈胸膜炎、膈下脓肿、膈疝、肝炎、肝脓肿、肝癌等。横膈病变引起胸痛是由于膈神经受到刺激，其特点为：疼痛一般位于胸廓及胸骨下部，膈肌中央受刺激时，疼痛可放射至肩部及颈部。

二、呼吸系统疾病的主要体征

由于病变性质、定位和范围不同，呼吸系统疾病的体征出现与否以及异常程度可以有很大差异。体格检查中视、触、叩、听不可偏废，不要只重听诊而忽略其他。还应重视肺部疾病的肺外征象，如皮肤发绀、苍白、杵状指以及肺部病变，可能作为全身疾病肺部表现所具有的系统性改变。

（一）视诊

观察呼吸运动，注意呼吸运动类型、有无呼吸困难以及呼吸频率和深度的改变。常见的呼吸节律有：潮式呼吸、间停呼吸、抑制性呼吸和叹气样呼吸。

1.潮式呼吸

呼吸由浅慢逐渐加快加深，达高潮后，又逐渐变浅变慢，暂停数秒之后，又出现上述状态的呼吸，如此周而复始，呼吸呈潮水涨落样。

潮式呼吸的特点是呼吸逐步减弱以至停止和呼吸逐渐增强两者交替出现。多见于中枢神经疾病、脑循环障碍和中毒等患者。潮式呼吸周期可长达 30 秒至 2 分钟，暂停期可持续 5～30s，需要较长时间才可观察到这种周期性呼吸。

潮式呼吸产生的原因一般认为是呼吸中枢对二氧化碳的反应性降低，即呼吸中枢兴奋的阈值高于正常值。血中二氧化碳的分压低于能兴奋呼吸中枢的阈值，因而呼吸暂停。待血中二氧化碳分压超过正常水平达到阈值时，才能兴奋呼吸中枢，使呼吸恢复。经过一阵呼吸后，血中二氧化碳分压又下降到阈值水平以下，呼吸中枢又停止活动，呼吸停止。如此交替，就形成潮式呼吸。见于脑出血、颅内压增高患者。

2.间停呼吸

表现为有规律地呼吸几次后，突然停止一段时间，又开始呼吸，周而复始。发生机制是由于呼吸中枢的兴奋性降低，使调节呼吸的反馈系统失常，只有在严重缺氧和二氧化碳积聚到一定程度的时候，才能有效刺激呼吸中枢，进入下一个呼吸周期。

间停呼吸多发生于中枢神经系统疾病，如脑炎、脑膜炎、颅内高压及某些中毒，如糖尿病酮症酸中毒、巴比妥中毒等。间停呼吸提示预后不良，常发生在临终前。

3.抑制性呼吸

其指胸部发生剧烈疼痛所致的吸气突然中断，呼吸运动短暂地突然受到抑制的一种呼吸。患者表情痛苦，呼吸较正常浅而快。常见于急性胸膜炎、胸膜恶性肿瘤、肋骨骨折及胸部外伤等。

4.叹气样呼吸

表现在一段正常呼吸节律中插入一次深大呼吸，并常伴有叹息声。此多为功能性改变，见于神经衰弱、精神紧张或抑郁症。

（二）触诊

1.胸廓扩张度

胸廓扩张度即呼吸时的胸廓动度，于胸廓前下部检查较易获得。

（1）检查方法：测定前胸廓扩张度时，检查者两手置于胸廓下的前侧部，左右两拇指分别沿两侧肋缘指向剑突，拇指尖在前正中线两侧对称部位，而手掌和伸展的手指置于前侧胸壁；测定后胸廓扩张度时，则将两手平置于患者背部，约与第 10 肋骨水平，拇指与中线平行，并将两侧皮肤向中线轻推。嘱患者做深呼吸运动，观察比较左右两手的动度是否一致。

（2）临床意义

①一侧胸廓扩张度增强：见于对侧肺扩张受限，如对侧膈肌麻痹、肺不张或肋骨骨折。

②一侧胸廓扩张度减弱：见于一侧肺弹性降低或含气量减少，或一侧胸膜肥厚影响肺的膨胀，或一侧肋骨或胸壁软组织病变影响了胸廓扩张。此时应考虑以下疾病：肺部疾病，如肺炎、肺不张、慢性纤维空洞型肺结核、肺部肿瘤、肺纤维化和肺大疱等；胸膜病变，如各种胸膜炎、胸腔积液、胸腔积气、胸膜肥厚粘连和胸膜肿瘤等；肋骨病变，如肋骨骨折、肋骨骨髓炎、肋骨结核、肋骨肿瘤、肋骨关节炎及肋软骨钙化，使肋骨固定，不可移动；胸壁软组织病变；膈肌病变，如一侧膈麻痹时则患侧胸廓扩张度减弱。

③两侧胸廓扩张度均增强：多见于膈肌在吸气时向下运动障碍，使腹式呼吸减弱所致，如腹腔积液、肝脾肿大、腹内巨大肿瘤、急性腹膜炎、膈下脓肿等。

④两侧胸廓扩张度均减弱：见于中枢神经系统或周围神经病变、呼吸肌无力或广泛肺部病变。

2.语音震颤

震颤强弱取决于气管、支气管的通畅性和胸壁的传导状况。震颤减弱或消失常见于肺泡内含气量过多（如肺气肿）、支气管阻塞（如阻塞性肺不张）、大量胸腔积液或气胸、胸膜高度增厚粘连、胸壁皮下气肿等；震颤增强常见于肺泡内炎症浸润（如大叶性肺炎实变期、大片肺栓塞）、接近胸膜的肺内巨大空腔（如肺结核空洞、肺脓肿）。

3.胸膜摩擦感

正常情况下脏胸膜和壁胸膜之间滑润，呼吸运动时不产生摩擦感。当各种原因引起胸膜炎症时，因纤维蛋白沉着于两层胸膜之间，使其表面变得粗糙，呼吸时脏胸膜和壁胸膜相互摩擦，可由检查者的手感觉到，似皮革相互摩擦的感觉，称为胸膜摩擦感。该征象于动度较大的前胸下前侧部或腋中线第5～7肋间最易触及。通常于呼、吸两相均可触及，以吸气末与呼气初比较明显；若屏住呼吸，则此感觉消失。

检查时，受检者取仰卧位，且反复做深慢呼吸运动，检查者用手掌轻贴受检者胸壁，并感觉有无两层胸膜相互摩擦的感觉。

（三）叩诊

胸部叩诊内容包括叩诊音、肺下界及肺下界的移动范围。叩诊音可分为清音、过清音、鼓音、浊音和实音。正常肺的清音区范围内如出现过清音、鼓音、浊音和实音时为异常叩诊音，其类型取决于病变的性质、范围大小及位置的深浅。

1.浊音或实音

见于肺部大面积含气量减少的病变，如肺炎、肺不张、肺结核、肺梗死、肺水肿及肺硬化等；肺内不含气的占位病变，如肺肿瘤、肺包虫或猪囊尾蚴病、未液化的肺脓肿等；以及胸腔积液、胸膜增厚等病变。

2.过清音

肺张力减弱而含气量增多，如肺气肿。

3.鼓音

肺内空腔性病变，腔径大于 3～4cm，且靠近胸膜时，如空洞型肺结核、液化了的肺脓肿和肺囊肿等。

（四）听诊

正常呼吸音包括气管呼吸音、支气管呼吸音、肺泡呼吸音、支气管肺泡呼吸音；异常呼吸音包括异常肺泡呼吸音、异常支气管呼吸音、异常支气管肺泡呼吸音。

1.湿啰音

湿啰音指吸气时气体通过呼吸道内的分泌物，如渗出液、痰液、血液、黏液和脓液等，形成的水泡破裂所产生的声音，故又称水泡音。或认为小支气管壁因分泌物黏着而陷闭，当吸气时突然张开重新充气所产生的爆裂音。

湿啰音为呼吸音外的附加音，断续而短暂，一次常连续多个出现，于吸气时或吸气终末较为明显，有时也出现于呼气早期，部位较恒定，性质不易变，中、小湿啰音可同时存在，咳嗽后可减轻或消失。

肺部局限性湿啰音，仅提示该处的局部病变，如肺炎、肺结核或支气管扩张等；两侧肺底湿啰音，多见于心力衰竭所致的肺淤血和支气管肺炎等；如两肺野满布湿啰音，则多见于急性肺水肿或严重支气管肺炎。

按湿啰音的音响强度可分为响亮性湿啰音和非响亮性湿啰音两种。

①响亮性湿啰音：啰音响亮，是由于周围具有良好的传导介质，无实变，或空洞共鸣作用的结果，见于肺炎、肺脓肿或空洞型肺结核。如空洞内壁光滑，响亮性湿啰音还可带有金属调。

②非响亮性湿啰音：声音较低，是由于病变周围有较多的正常肺泡组织，传导中声波逐渐减弱，听诊时感遥远。

按呼吸道腔径大小和腔内渗出物的多少，分粗、中、细湿啰音和捻发音。

（1）粗湿啰音：又称大水泡音，发生于气管、主支气管或空洞部位，多出现在吸气早期。见于支气管扩张症、肺水肿、肺结核或肺脓肿空洞。昏迷或濒死的患者因无力排出呼吸道分泌物，于气管处可以闻及粗湿啰音，谓之痰鸣。

（2）中湿啰音：又称中水泡音，发生于中等大小的支气管，多出现于吸气中期，见于支气管炎、支气管肺炎等。

（3）细湿啰音：又称小水泡音，发生于小支气管，多在吸气后期出现，常见于细支气管炎、支气管肺炎、肺淤血和肺梗死等。弥漫性肺间质纤维化患者吸气后期出现的细湿啰音，其音调高，近耳听颇似撕开尼龙扣带时发出的声音，谓之 Velcro 音。

（4）捻发音：是一种极细而均匀一致的湿啰音，多在吸气终末听到，颇似在耳边用手指捻搓一束头发时所发出的声音。系细支气管和肺泡壁因分泌物存在而互相黏着陷闭，吸气时被气流冲开、重新充气，所发出的高音调、高频率的细小爆裂音。常见于细支气管和肺泡炎症或充血，如肺淤血、肺炎早期和肺泡炎等。但在正常老年人或长期卧床的患者，于肺底亦可闻及捻发音，在数次深呼吸或咳嗽后可消失，一般无临床意义。

2.干啰音

由于气管、支气管或细支气管狭窄或不完全阻塞，空气吸入或呼出时发生湍流所产生的声音。常见的呼吸道狭窄或不完全阻塞的病理基础有：炎症引起的黏膜充血水肿和分泌物增加、支气管平滑肌痉挛、管腔内肿瘤或异物阻塞、管壁被管外肿大的淋巴结或纵隔肿瘤压迫引起的管腔狭窄等。

干啰音为一种持续时间较长带乐性的呼吸附加音，音调较高，基音频率为300～500Hz。持续时间较长，吸气及呼气时均可听到，但以呼气时为明显，干啰音的强度和性质易改变，部位易变换，在瞬间内数量可明显增减。发生于主支气管以上大呼吸道的干啰音，有时不用听诊器亦可听到，谓之喘鸣。

根据音调的高低，可将干啰音分为高调和低调两种。

（1）高调干啰音：又称哨笛音，音调高，基音频率可达500Hz以上。用力呼气时其音质呈上升性，多起源于较小支气管或细支气管。

（2）低调干啰音：又称鼾音，音调低，基音频率为100～200Hz，呈呻吟声或鼾声的性质，多发生于气管或主支气管。

发生于双侧肺部的干啰音，常见于支气管哮喘、慢性支气管炎和心源性哮喘等；局限性干啰音，是由于局部支气管狭窄所致，常见于支气管内膜结核或肿瘤等。

3.胸膜摩擦音

当胸膜面由于炎症而变得粗糙时，随着呼吸运动便可出现脏胸膜和壁胸膜间的摩擦声，即胸膜摩擦音。声音的性质差别很大，有的声音柔软细微，有的声音很粗糙。吸气和呼气均可听到，一般在吸气末与呼气初较为明显，屏住呼吸则声音消失，深呼吸则声音增强，可借此与心包摩擦音相鉴别。令患者掩鼻闭口并加强腹式运动，这时尽管无气流进出呼吸道，仍可闻及胸膜摩擦音，可与捻发音区别。胸膜摩擦音最常听到的部位是前下侧胸壁，因该区域的呼吸动度最大。常见于纤维素性胸膜炎、肺梗死、尿毒症、胸膜肿瘤、少量胸腔积液、严重脱水等疾病。

第二节　呼吸衰竭

呼吸衰竭是由于肺通气不足、弥散功能障碍和肺通气/血流比例失调等因素，使静息状态下呼吸时出现低氧血症伴或不伴二氧化碳潴留，从而引起一系列生理功能和代谢紊乱的临床综合征。其诊断标准为：在海平面大气压下，于静息条件下呼吸室内空气，并排除心内解剖分流和原发于心排血量降低等情况后，动脉血氧分压（$PaCO_2$）<8kPa（60mmHg），或伴有二氧化碳分压（$PaCO_2$）>6.65kPa（50mmHg），即为呼吸衰竭。呼吸衰竭可分两型，I型（缺氧型呼吸衰竭）：PaO_2降低，$PaCO_2$正常或降低；II型（高碳酸型呼吸衰竭）：PaO_2降低，同时$PaCO_2$增高。根据呼吸衰竭发生的急缓，又可分为急性呼吸衰竭与慢性呼吸衰竭。急慢性呼吸衰竭除了在病因、起病的急缓、病程的长短上有较大的差别外，在发病机制、病理生理、临床特点、诊断和治疗原则上大同小异。

一、急性呼吸衰竭

（一）概念

急性呼吸衰竭，是指患者由于某种原因在短期内呼吸功能迅速失去代偿，出现严重缺氧和（或）呼吸性酸中毒。其原因多为溺水、电击、创伤、药物中毒等，起病急骤，病情发展迅速，须及时抢救才能挽救生命。

（二）病因

呼吸系统疾病，如严重呼吸系统感染、急性呼吸道阻塞性病变、重度或危重哮喘、各种原因引起的急性肺水肿、肺血管疾病、胸廓畸形、外伤或手术损伤、自发性气胸和急剧增加的胸腔积液导致肺通气和（或）换气障碍；急性颅内感染、颅脑外伤、脑血管病变（脑出血、脑梗死）等直接或间接抑制呼吸中枢；脊髓灰质炎、重症肌无力、有机磷中毒及颈椎外伤等可损伤神经-肌肉传导系统，引起通气不足。上述各种原因均可造成急性呼吸衰竭。

（三）临床表现

急性呼吸衰竭的临床表现主要是低氧血症所致的呼吸困难和多器官功能障碍。

1.呼吸困难

呼吸困难时患者主观感到空气不足，客观表现为呼吸用力，伴有呼吸频率、深度与节律的改变。有时可见鼻翼翕动，端坐呼吸。上呼吸道疾患常表现为吸气性呼吸困难，可有"三凹征"。呼气性呼吸困难多见于下呼吸道不完全阻塞，如支气管哮喘等。胸廓疾患、重症肺炎等表现为混合性呼吸困难。中枢性呼吸衰竭多表现为呼吸节律不规则，如潮式呼吸等。出现呼吸肌疲劳者，表现为呼吸浅快、腹式反常呼吸，如吸气时腹壁内陷。呼吸衰竭并不一定有呼吸困难，如镇静药中毒，可表现为呼吸匀缓、表情淡漠或昏睡。

2.发绀

发绀是缺氧的典型表现，当动脉血氧饱和度<90%时，动脉血还原型血红蛋白增加，可在血流较大的耳垂、口唇、口腔黏膜、指甲等部位呈现青紫色的现象。另外应注意，因发绀的程度与还原型血红蛋白含量相关，所以红细胞计数增多者发绀更明显，贫血者则发绀不明显或不出现；严重休克等原因引起末梢循环障碍的患者，即使动脉血氧分压尚正常，也可出现发绀，称为外周性发绀。由于动脉血氧饱和度降低引起的发绀，称为中央性发绀。发绀还受皮肤色素及心脏功能的影响。

3.精神神经症状

急性呼吸衰竭的精神症状较慢性呼吸衰竭明显，可出现精神错乱、躁狂、昏迷、抽搐等。如合并急性二氧化碳潴留，pH<7.3时，可出现嗜睡、淡漠、扑翼样震颤，以致呼吸骤停。严重二氧化碳潴留可出现腱反射减弱或消失，锥体束征阳性等。

4.血液循环系统症状

一般患者会有心动过速、肺动脉高压，可发生右侧心力衰竭，伴有体循环淤血体征。严重缺氧和二氧化碳潴留可引起心肌损害，亦可引起周围循环衰竭、血压下降、心律失常、心搏停止。

5.消化和泌尿系统表现

严重呼吸衰竭对肝肾功能都有影响，部分病例可出现丙氨酸氨基转移酶与血浆尿素氮升高；个别病例可出现尿蛋白、红细胞和管型。因胃肠道黏膜屏障功能损伤，导致胃肠道黏膜充血水肿、糜烂渗血或应激性溃疡，引起上消化道出血。

6.酸碱失衡和水、电解质紊乱表现

因缺氧而通气过度可发生呼吸性碱中毒。二氧化碳潴留则表现为呼吸性酸中毒。严重缺氧多伴有代谢性酸中毒及电解质紊乱。

（四）诊断

除原发性疾病、低氧血症及二氧化碳潴留导致的临床表现外，呼吸衰竭的诊断主要依靠血气分析。结合肺功能、胸部影像学和纤维支气管镜等检查有助于明确呼吸衰竭的原因。

1.动脉血气分析

动脉血气分析对于判断呼吸衰竭和酸碱失衡的严重程度及指导治疗具有重要意义。pH可反映机体的代偿状况，有助于对急性或慢性呼吸衰竭加以鉴别。当 $PaCO_2$ 升高、pH 正常时，称为代偿性呼吸性酸中毒；而 $PaCO_2$ 升高、pH＜7.35，则称为失代偿性呼吸性酸中毒。需要指出，由于血气受年龄、海拔高度、氧疗等多种因素的影响，在具体分析时一定要结合临床症状。

2.肺功能检测

尽管在某些重症患者，肺功能检测受到限制，但通过肺功能的检测能判断通气功能障碍的性质（阻塞性、限制性或混合性）及是否合并换气功能障碍，并可对通气和换气功能障碍的严重程度进行判断。呼吸肌功能测试能够提示呼吸肌无力的原因和严重程度。

3.胸部影像学检查

包括普通 X 线胸片、胸部 CT、放射性核素肺通气/灌注扫描、肺血管造影等。

4.纤维支气管镜检查

对于明确大呼吸道情况和取得病理学证据具有重要意义。

（五）治疗

现代医学对呼吸衰竭的一般治疗原则是加强呼吸支持，包括保持呼吸道通畅、纠正缺氧和改善通气等；呼吸衰竭病因和诱发因素的治疗；加强一般支持治疗和对其他重要脏器功能的监测与支持。

1.保持呼吸道通畅

对任何类型的呼吸衰竭，保持呼吸道通畅是最基本、最重要的治疗措施。呼吸道不畅使呼吸阻力增加，呼吸功消耗增多，会加重呼吸肌疲劳；呼吸道阻塞致分泌物排出困难将加重感染，同时可能发生肺不张，使气体交换面积减少；呼吸道如发生急性完全阻塞，会发生窒息，在短时间内导致患者死亡。

保持呼吸道通畅的方法主要有：①若患者昏迷，应使其处于仰卧位，头后仰，托起下颌并将口打开；②清除呼吸道内分泌物及异物；③若以上方法均不能奏效，必要时应建立人工呼吸道。人工呼吸道的建立一般有 3 种方法，即简便人工呼吸道、气管内插管及气管切开，后两者属气管内导管。简便人工呼吸道主要有口咽通呼吸道、鼻咽通呼吸道和喉罩，是气管内导管的临时替代方式，在病情危重不具备插管条件时应用，待病情允许后再行气管内插管或切开。气管内导管是重建呼吸通道最可靠的方法。若患者有支气管痉挛，需积极使用支气管扩张药物，可选用 β_2 肾上腺素受体激动剂、抗胆碱药、糖皮质激素或茶碱类药物等。在发生急性呼吸衰竭时，主要经静脉给药。

2.氧疗

通过增加吸入氧浓度纠正患者缺氧状态的治疗方法即为氧疗。对于急性呼吸衰竭患者，应给予氧疗。

（1）吸氧浓度的确定：吸氧浓度确定的原则是在保证 PaO_2 迅速提高到 60mmHg 或脉搏容积血氧饱和度（SpO_2）达 90%以上的前提下，尽量降低吸氧浓度。Ⅰ型呼吸衰竭的主要问题为氧合功能障碍而通气功能基本正常，较高浓度（＞35%）给氧可迅速缓解低氧血症而不会引起二氧化碳潴留。对于伴有高碳酸血症的急性呼吸衰竭，往往需要低浓度给氧。

（2）吸氧装置

①鼻导管或鼻塞：主要优点为简单、方便；不影响患者咳痰、进食。缺点为氧浓度不恒定，易受患者呼吸的影响；高流量时对局部黏膜有刺激，氧流量不能大于 7L/min。吸入氧浓度与氧流量的关系：吸入氧浓度（%）=21+4×氧流量（L/min）。

②面罩：主要包括简单面罩、带储气囊无重复呼吸面罩和文丘里面罩，主要优点为吸氧浓度相对稳定，可按需调节，该方法对鼻黏膜刺激小；缺点为在一定程度上影响患者咳痰、进食。

3.增加通气量、改善二氧化碳潴留

（1）呼吸兴奋剂：呼吸兴奋剂的使用原则：①必须保持呼吸道通畅，否则会促发呼吸肌疲劳，进而加重二氧化碳潴留；②脑缺氧、脑水肿未纠正而出现频繁抽搐者慎用；③患者的呼吸肌功能基本正常；④不可突然停药。主要适用于以中枢抑制为主、通气量不足引起的呼吸衰竭，以肺换气功能障碍为主所导致的呼吸衰竭患者不宜使用。常用的药物有尼可刹米和洛贝林，用量过大可引起不良反应。近年来，这两种药物在西方国家几乎已被淘汰，取而代之的是多沙普仑，该药对于镇静催眠药过量引起的呼吸抑制和 COPD 并发急性呼吸衰竭有显著的呼吸兴奋效果。

（2）机械通气：当机体出现严重的通气和（或）换气功能障碍时，以人工辅助通气装置（呼吸机）来改善通气和（或）换气功能，即为机械通气。呼吸衰竭时应用机械通气能维持必要的肺泡通气量，降低 $PaCO_2$；改善肺的气体交换效能；使呼吸肌得以休息，有利于恢复呼吸肌功能。

气管内插管的指征因病而异。急性呼吸衰竭患者昏迷逐渐加深、呼吸不规则或出现暂停、呼吸道分泌物增多、咳嗽和吞咽反射明显减弱或消失时，应行气管内插管机械通气。机械通气过程中应根据血气分析和临床资料调整呼吸机参数。机械通气的主要并发症为通气过度，造成呼吸性碱中毒；通气不足，加重原有的呼吸性酸中毒和低氧血症；出现血压下降、心排血量下降、脉搏增快等循环功能障碍；呼吸道压力过高或潮气量过大可致气压伤，如气胸、纵隔气肿或间质性肺气肿；人工呼吸道长期存在，可并发呼吸机相关性肺炎（VAP）。

近年来，无创正压通气（NIPPV）用于急性呼吸衰竭的治疗已取得了良好效果。经鼻/面罩行无创正压通气，无须建立有创人工呼吸道，简便易行，与机械通气相关的严重并发症的发生率低。但患者应具备以下基本条件：①清醒能够合作；②血流动力学稳定；③不需要气管内插管保护（患者无误吸、严重消化道出血、呼吸道分泌物过多且排痰不利等情况）；④无影响使用鼻/面罩的面部创伤；⑤能够耐受鼻/面罩。

4.控制感染

主要是对感染途径的严格控制，如手、呼吸机、操作过程等，若患者伴有感染，则通过药敏试验选择最敏感的药物，采取各种手段以预防为先，防治结合，最优方案为理念控制病情。

5.病因治疗

如前所述，引起急性呼吸衰竭的原发疾病多种多样，在解决呼吸衰竭本身造成危害的前提下，针对不同病因采取适当的治疗措施十分必要，也是治疗呼吸衰竭的根本所在。

6.一般支持疗法

电解质紊乱和酸碱平衡失调的存在可以进一步加重呼吸系统乃至其他系统器官的功能障碍，并可干扰呼吸衰竭的治疗效果，因此应及时纠正。加强液体管理、防止血容量不足和液体负荷过大、保证血细胞比容（Hct）在一定水平，对于维持氧输送能力和防止肺水过多具有重要意义。呼吸衰竭患者由于摄入不足或代谢失衡，往往存在营养不良，需保证充足的营养及热量供给。

7.改善微循环、肾等重要系统和脏器的功能

如果 SaO_2 无明显改善，则要视病情变化进行鼻/面罩通气，或进行气管内插管通气。一般健康人体内存氧量约 1.0L，平静时每分钟氧耗量为 200～250mL。一旦呼吸停止，如果机体能保持血循环，仍能借肺泡与混合静脉血 O_2 和 CO_2 分压差继续进行气体交换，称为弥散呼吸。然而，由于 O_2 储存量有限，所以呼吸完全停止 8 分钟左右，机体内会出现严重的缺氧，导致脑细胞不可逆性损害。因此应加强对重要脏器功能的监测与支持，及时将重症患者转入 ICU，特别要注意防治多器官功能障碍综合征（MODS），预防和治疗肺动脉高压、肺源性心脏病、肺性脑病、肾功能不全、消化道功能障碍和弥散性血管内血液凝固（DIC）等。

二、慢性呼吸衰竭

（一）病因

1.支气管—肺疾病

包括：①慢性阻塞性肺疾病（COPD）（慢性支气管炎、阻塞性肺气肿、哮喘）；②重症肺结核；③广泛肺间质纤维化；④肺尘埃沉着病等。

2.胸廓病变

包括：①胸部手术、外伤、大量胸腔积液、气胸等；②广泛胸膜增厚等。

3.其他

例如：①脊柱严重侧凸、后凸等畸形；②肺血管病变等。

（二）分类

1.低氧血症型（I型呼吸衰竭）

当 $PaO_2 < 60mmHg$，$PaCO_2$ 正常或低于正常时为I型呼吸衰竭。低氧血症型主要见于静动脉分流、通气/血流比例失调或弥散功能障碍。

2.低氧血症伴高碳酸血症型（II型呼吸衰竭）

当 $PaO_2 < 60mmHg$，$PaCO_2 > 50mmHg$ 时为II型呼吸衰竭。由于肺泡的有效通气量不足，使肺泡氧分压下降，二氧化碳分压增高，因而肺泡—毛细血管的氧和二氧化碳分压差均减小，影响氧和二氧化碳的交换量。

（三）诊断要点

对于呼吸衰竭的诊断，血气分析固然重要，但也要结合病史、缺氧和二氧化碳潴留的临床表现来进行判断。

1.临床表现

慢性呼吸衰竭的临床表现包括原发疾病原有的临床表现和缺氧、二氧化碳潴留所致的各脏器损害。缺氧和二氧化碳潴留对机体的危害不仅取决于缺氧和二氧化碳潴留的程度，更取决于缺氧和二氧化碳潴留发生的速度和持续时间，因此当慢性呼吸衰竭急性加剧时，因缺氧和二氧化碳潴留急剧发生，临床表现往往尤为严重。缺氧和二氧化碳潴留对机体损害不尽相同，但有不少重叠，对于一个呼吸衰竭患者来讲，所显示的临床表现往往是缺氧和二氧化碳潴留共同作用的结果。因此下面将缺氧和二氧化碳潴留引起的临床表现综合在一起加以阐述。

（1）呼吸困难：缺氧和二氧化碳潴留均可导致呼吸困难。呼吸困难和呼吸频率增快往往是临床上最早出现的重要症状。表现为呼吸费力，伴有呼吸频率加快、呼吸表浅、鼻翼翕动、辅助肌参与呼吸活动，特别是 COPD 患者存在呼吸道阻塞、呼吸泵衰竭的因素，呼吸困难更为明显。有时也可出现呼吸节律紊乱，表现为陈—施呼吸、叹息样呼吸等，主要见于呼吸中枢受抑制时。呼吸衰竭并不一定有呼吸困难，严重时也出现呼吸抑制。

（2）发绀：发绀是一项可靠的低氧血症的体征，但不够敏感。以往认为还原型血红蛋白超过 50g/L 就有发绀的观点已被否定。实际上当 PaO_2＜50mmHg、血氧饱和度（SaO_2）＜80%时，即可出现发绀。舌色发绀较口唇、甲床显现得更早、更明显。发绀主要取决于缺氧的程度，也受血红蛋白量、皮肤色素及心功能状态的影响。

（3）神经精神症状：轻度缺氧可出现注意力不集中、定向障碍。严重缺氧者，特别是伴有二氧化碳潴留时，可出现头痛、兴奋、抑制、嗜睡、抽搐、意识丧失，甚至昏迷等症状。慢性胸肺疾患引起的呼吸衰竭急性加剧，低氧血症和二氧化碳潴留发生迅速，因此可出现明显的神经精神症状，此时称为肺性脑病。

（4）心血管功能障碍：严重的二氧化碳潴留和缺氧可引起心悸、球结膜充血水肿、心律失常、肺动脉高压、右侧心力衰竭、低血压等。

（5）消化系统症状：①溃疡病症状；②上消化道出血；③肝功能异常。上述变化与二氧化碳潴留、严重低氧有关。

（6）肾脏并发症：可出现肾功能不全，但多见功能性肾功能不全、严重二氧化碳潴留，缺氧晚期可出现肾衰竭。

（7）酸碱失衡和电解质紊乱：呼吸衰竭时常因缺氧和（或）二氧化碳潴留、临床上应用糖皮质激素和利尿药、纳差等因素存在而并发酸碱失衡和电解质紊乱。常见的异常动脉血气及酸碱失衡类型是：①严重缺氧伴呼吸性酸中毒；②严重缺氧伴呼吸性酸中毒合并代谢性碱中毒；③严重缺氧伴呼吸性酸中毒合并代谢性酸中毒；④缺氧伴呼吸性碱中毒；⑤缺氧伴呼吸性碱中毒并代谢性碱中毒；⑥缺氧伴三重酸碱失衡（TABD）。

2.血气分析

（1）判断呼吸功能：动脉血气分析是判断呼吸衰竭最客观的指标，根据动脉血气分析可以将呼吸衰竭分为I型和II型。I型呼吸衰竭的标准为海平面平静呼吸空气的条件下 $PaCO_2$

正常或下降，PaO_2＜60mmHg。II型呼吸衰竭的标准为海平面平静呼吸空气的条件下 $PaCO_2$ ＞50mmHg，PaO_2＜60mmHg。在吸氧条件下，需计算氧合指数，氧合指数：PaO_2/FiO_2 ＜300mmHg，提示存在呼吸衰竭。

（2）判断酸碱失衡：常用的考核酸碱失衡的指标有：

①pH：动脉血 pH 正常值为 7.35～7.45，平均值为 7.40。pH＜7.35 时为酸血症；pH＞ 7.45 时为碱血症。

②PCO_2：动脉血 PCO_2 正常值为 35～45mmHg，平均值 40mmHg。静脉血较动脉血高 5～ 7mmHg。它是酸碱平衡呼吸因素的唯一指标。当 PCO_2＞45mmHg 时，应考虑为呼吸性酸中毒或代谢性碱中毒的呼吸代偿；当 PCO_2＜35mmHg 时，应考虑为呼吸性碱中毒或代谢性酸中毒的呼吸代偿。

③HCO_3^-：HCO_3^-即实际碳酸氢盐（AB），正常值为 22～27mmol/L，平均值为 24mmol/L，动、静脉血 HCO_3^-大致相等。它是反映酸碱平衡代谢因素的指标。HCO_3^-≤22mmol/L，可见于代谢性酸中毒或呼吸性碱中毒代偿；HCO_3^-≥27mmol/L，可见于代谢性碱中毒或呼吸性酸中毒代偿。另外，标准碳酸氢盐（SB）、缓冲碱（BB）、碱剩余（BE）、总 CO_2 量（TCO_2）和二氧化碳结合力（CO_2-CP）等指标在判断酸碱失衡时可供参考。

（四）治疗

慢性呼吸衰竭的治疗原则是治疗病因，去除诱因，保持呼吸道通畅，纠正缺氧，解除二氧化碳潴留，治疗与防止缺氧和二氧化碳潴留所引起的各种症状。

1.保持呼吸道通畅、增加通气量

在氧疗和改善通气之前，应采取各种措施，使呼吸道保持通畅，要注意清除口咽部分泌物或胃内反流物，口腔护理和鼓励患者咳嗽对通畅呼吸道很重要。在有效抗生素治疗的基础上常采用支气管扩张剂治疗和雾化吸入治疗，必要时可采用气管内插管或切开以及机械通气治疗。

（1）支气管扩张剂：支气管扩张剂能够舒张呼吸道平滑肌，对慢性呼吸衰竭患者通畅呼吸道、改善缺氧和二氧化碳潴留是非常有益的。因此，正确使用支气管扩张剂对呼吸衰竭患者将是有益的。

①抗胆碱能药物：应首选抗胆碱能药物，如异丙托溴铵，因 COPD 患者气流阻塞的可逆成分是由副交感神经介导的。可通过吸入给药，很少吸入血循环，不良反应极小。起效时间稍慢于 β_2 受体激动剂，30～90min 达作用高峰，疗效维持 4～6h。新一代的抗胆碱能药物后马托品疗效延长，可维持 6～8h。对 COPD 并发呼吸衰竭的患者可以单独使用，也可以与 β_2 受体激动剂联合使用。非急性期的患者长期使用有改善肺功能的作用。抗胆碱能药物的最大优点是其安全性。目前被认为是治疗 COPD 患者呼吸道阻塞较为理想的药物。

②β_2 受体激动剂：β_2 受体激动剂具有迅速和确切的支气管扩张作用。由于大多慢性呼吸衰竭患者呼吸道阻塞的可逆性极小，因此，使用 β_2 受体激动剂的疗效较差。但对 COPD 合并哮喘或慢性呼吸衰竭急性加重期的患者仍是有效的，可以选用。

β_2 受体激动剂可以经吸入、口服、皮下和静脉途径用药，但是最好通过吸入方式给药。吸入与口服、静脉给药相比，有用药量小、见效快和不良反应小的优点。吸入用药的剂量是口服剂量的 1/20～1/10，而且见效快，通常用药后几分钟开始见效，15～30min 达作用高峰。口服给药最常见的不良反应有肌肉震颤，但吸入用药引起肌肉震颤十分罕见。另外，吸入用药导致心血管系统的不良反应也明显少于全身用药。对大多数患者来说，吸入给药和静脉给药同样有效。而且静脉给药对心血管系统的不良反应发生率较高，所以，一般主张吸入给药。对有明显呼吸困难、吸入给药有困难或吸入给药无效的患者可采用口服、静脉或皮下注射给药。

临床常用 0.5%沙丁胺醇（万托林）溶液 1～5mg 或特布他林 2.5～10mg 加入超声雾化器，将药物雾化后使患者吸入。有夜间喘息症状的患者可以使用长效 β_2 受体激动剂，如沙美特罗，其优点是使用一次，其作用可持续 12 小时。

③茶碱：有研究发现，茶碱除有扩张支气管的作用外，还有一定的抗呼吸道非特异性炎症的作用，COPD 患者长期服用小剂量茶碱可以改善患者的肺功能。茶碱可分为普通剂型和缓释剂型。口服和静脉使用普通剂型适用于急性加重期患者的治疗。由于茶碱的治疗剂量和安全剂量很接近，血中浓度的个体差异较大，故每天剂量不应超过 0.8mg，静脉使用

时输液速度不宜过快。一般开始剂量为 2.5～5mg/kg（负荷量），30min 内给完。维持剂量为 0.5mg/（kg·h），并根据患者症状和血药浓度进行调整。

需要注意的是，许多因素可以影响茶碱在体内的代谢和血药浓度，吸烟、饮酒、抗惊厥药物、利福平可降低茶碱半衰期。喹诺酮类药物、西咪替丁等可增加血药浓度。因此，有条件应随时监测血中茶碱浓度，防止茶碱过量发生不良反应。

（2）呼吸道的湿化和雾化治疗：可采用湿化或雾化装置将药物（溶液或粉末）分散成微小的雾滴或雾粒，使其悬浮于气体中，并进入呼吸道及肺内，达到洁净呼吸道、湿化呼吸道，起局部治疗（解痉、祛痰、抗感染等）作用。这对于慢性呼吸衰竭患者起到较好的解痉、祛痰、通畅呼吸道作用。常用湿化及雾化的药物有：①祛痰药：如乙酰半胱氨酸、α-糜蛋白酶等；②支气管扩张剂：如 β_2 受体激动剂沙丁胺醇、特布他林和抗胆碱类药物（异丙托溴铵）；③抗生素：如常用氨基糖苷类药物；④糖皮质激素等。

（3）祛痰：对于痰多、黏稠而难以咳出的患者，要鼓励其咳嗽。多翻身拍背可协助痰液排出。而且可常规给予化痰药物，如盐酸氨溴索每次 30mg，每天 3 次；厄多司坦每次 0.3g，每天 2 次。

（4）呼吸中枢兴奋剂：呼吸兴奋剂不仅可以起到兴奋呼吸中枢的作用，而且可以起到清醒意识、利于祛痰的作用。Ⅱ型呼吸衰竭患者当 $PaCO_2>75mmHg$ 时，即使无意识障碍也可酌情使用呼吸中枢兴奋剂。

对于慢性呼吸衰竭患者需要用呼吸中枢兴奋剂治疗时，剂量不宜偏大，最常用的为 5% 葡萄糖液或 0.9% 生理盐水 500mL 加洛贝林 25mg 或尼可刹米 1.875mg，按每分钟 25～30 滴静脉滴注。若经 4～12h 未见效，或出现肌肉抽搐等严重不良反应，则应停用。使用时应注意保持呼吸道通畅，必要时可加大吸氧浓度。因为呼吸中枢兴奋剂的使用会使机体氧耗量增大。阿米三嗪是口服的呼吸兴奋剂。主要通过刺激颈动脉窦和主动脉体化学感受器来兴奋呼吸中枢，增加通气量。常用剂量为 50～100mg，每天 1～2 次，适合于较轻的呼吸衰竭患者。

（5）机械通气治疗：机械通气是借助于人工装置的机械力量产生或增强患者的呼吸动

力和呼吸功能。机械通气是治疗急性呼吸衰竭和慢性呼吸衰竭急性加重最有效的手段。对于急慢性呼吸衰竭患者，正确使用机械通气治疗能十分有效地纠正缺氧和二氧化碳潴留，并能为原发支气管-肺部感染的治疗赢得时间，减少和避免缺氧、二氧化碳潴留对其他脏器造成的损害。

1）适应证：目前尚没有明确生命指征或生理参数能作为机械通气治疗的绝对标准，出现以下状况可考虑机械通气治疗。

①缺氧或二氧化碳潴留进行性加重：慢性呼吸衰竭患者因某种因素造成缺氧或二氧化碳潴留加重，以一般方法无法缓解，并随时有危及患者生命的情况，应及时应用机械通气治疗。如在合理氧疗的情况下，$PaO_2 < 35 \sim 40mmHg$，$PaCO_2 > 70 \sim 80mmHg$。

②并发肺性脑病：肺源性心脏病患者一旦并发肺性脑病，应用呼吸兴奋剂治疗效果欠佳，且原发病因在短时间内无法去除时，也应考虑及时应用机械通气治疗。

2）人工呼吸道选择：人工呼吸道的类型很多，如口或鼻面罩、经口或鼻气管内插管及气管切开等。不同类型人工呼吸道对人体的损害各有不同，患者的耐受程度也各不相同，依据患者的具体情况选择合适的人工呼吸道，是合理应用机械通气的主要环节之一。慢性呼吸衰竭患者肺部感染和病情恶化有可能反复发作，也可能需要多次应用机械通气治疗，人工呼吸道应尽可能选择无损伤性方法。

①口、鼻、喉面罩：属于无创性人工呼吸道，可以反复应用，十分适合于慢性呼吸衰竭患者。面罩式人工呼吸道只能选择性地应用于部分病情不是十分严重的患者，如慢性肺功能不全缓解期的治疗。急性发作期病情均较严重，相当一部分患者合并意识障碍，因此一般不适合应用面罩的方式连接机械通气。

②经口或鼻气管内插管：两者各有利弊。对慢性呼吸衰竭患者来说，经鼻气管内插管较经口气管内插管利多于弊，应该是最理想的途径。其优点是：a.保留时间长：一般至少能保留 $7 \sim 10d$，主要取决于呼吸道护理的质量；b.不影响口腔护理；c.容易固定；d.容易耐受；e.与经口气管内插管相比，经鼻气管内插管容易被患者耐受。

③气管切开：慢性呼吸衰竭需要应用机械通气治疗时，一般不考虑做气管切开，除非

应用机械通气治疗的时间太长，患者已经出现呼吸机依赖时，为便于呼吸道护理和患者耐受。

3）机械通气机类型的选择：慢性呼吸衰竭患者缺氧和二氧化碳潴留主要由通气功能障碍所致，这类患者主要的病理生理特点是呼吸道阻力增加。选择机械通气机类型时，应选择定容型呼吸机，以确保通气量不受呼吸道阻力增加而降低。也可应用双水平正压（BiPAP）通气机，这种类型机械通气机用于慢性呼吸衰竭的主要不利点是，纠正二氧化碳潴留的效果远不如定容型呼吸机恒定。但对部分轻中度二氧化碳潴留的患者应用 BiPAP 通气机也可获得较好的效果。

4）呼吸模式和功能选择：通气功能障碍的患者不需要特殊的呼吸模式和功能，一般间歇正压通气（IPPV）呼吸模式已足以纠正患者的缺氧和二氧化碳潴留。但在脱机之前，需要借助同步间隙指令通气（SIMV）与压力支持通气（PSV）模式或功能。因此，在选择呼吸机时，除选择定容型呼吸机外，最好能兼顾有上述两种功能或模式的呼吸机。

5）机械通气参数设置：是合理应用机械通气的重要环节。正常人呼吸频率为 16～24 次/min，慢性呼吸衰竭患者可选择 11～18 次/min。最初进行机械通气时，呼吸频率可适当增加，以迅速纠正缺氧和二氧化碳潴留，使自主呼吸频率降低，有利于与机械通气机同步。慢性呼吸衰竭患者首次设置潮气量时，以 8mL/kg 计算为妥，以后根据动脉血气分析结果随时调整。调节吸呼比时，若以缺氧为主时，应适当延长吸气时间；相反，以二氧化碳潴留为主者，应适当延长呼气时间。慢性呼吸衰竭患者多同时具有缺氧与二氧化碳潴留，但多数患者的缺氧容易被氧疗和机械通气纠正。为便于纠正二氧化碳潴留，吸呼比设置应 >1：1.5；二氧化碳潴留严重时，吸呼比可设置在 1：2.0～1：2.5。FiO_2 通常设置在 40%～50% 水平即可。只有当肺源性心脏病晚期或合并严重感染，在原有的通气功能障碍基础上，又同时存在换气功能障碍时，才需要酌情提高 FiO_2 水平。

6）特殊呼吸模式或功能：随着机械通气技术的发展，各种呼吸模式和功能不断出现，适用于各种不同类型的呼吸功能障碍。应用于慢性呼吸衰竭患者的呼吸模式或功能有如下 3 种。

①间歇正压通气（IPPV）：是临床应用最早、最普遍的通气方式，也是目前机械通气最基本的通气模式，很多通气模式均是在此基础上的改良和进一步完善。它在吸气相是正压，呼气相压力降为零。临床上泛指的机械通气就是 IPPV。IPPV 通气机可以配置同步或非同步、控制或辅助等装置，也可配置各种特殊的呼吸模式。IPPV 主要应用于各种以通气功能障碍为主的呼吸衰竭患者，肺源性心脏病是其最合适的应用对象。

②压力支持通气（PSV）：是一种辅助通气方式，即在自主呼吸的前提下，每次吸气都接受一定水平的压力支持，以辅助和增强患者的吸气能力，增加患者的吸气幅度和吸入气量，PSV 既可以作为一种独立的通气模式单独应用，也可以作为一种通气功能与其他的通气模式同时使用。PSV 的压力可以自行设置和任意调节。吸气压力随患者的吸气动作开始，并随吸气流速减少到一定程度或患者有呼气努力而结束。它与 IPPV 有类似之处，但支持的压力恒定，受吸气流速的反馈调节。应用此种通气功能时，事先只需设定吸气压力和触发灵敏度，患者可独立控制吸、呼气时间，并与支持压力共同调节吸气流量和潮气量。COPD 并发慢性呼吸衰竭患者通常在脱机过程中应用 PSV，以训练呼吸肌力量，为正式脱机做准备。

③同步间歇指令通气和间歇指令通气（SIMV/IMV）：SIMV/IMV 的工作原理大致相同，均是在每分钟内按操作者在通气机上设置的呼吸参数给予患者指令性呼吸，唯一不同点是：SIMV 设有同步装置，即使是由通气机提供的指令性通气，也由患者的自主呼吸触发，故可达到同步呼吸的目的，更好地保证患者的有效通气量。IMV 没有同步装置，供气无须患者自主呼吸触发，但易与患者自主呼吸产生对抗。SIMV/IMV 主要用于慢性呼吸衰竭患者脱机前的训练和过渡，但并非所有脱机的患者均要经过 SIMV/IMV 阶段，这主要取决于脱机的难易程度。脱机前，可将 SIMV/IMV 的呼吸次数由正常水平逐渐减少，直至完全脱机。一般当指令呼吸次数降至 5 次/min，患者仍可保持较好的氧合状态时，即可考虑脱机。应用常规通气时，多与 PSV 同时使用（SIMV/IMV+PSV），以避免或加重呼吸肌疲劳。另外，由于 COPD 患者存在内源性呼气末正压（PEEPi），为减少 PEEPi 所致的吸气功耗增加和人机对抗，常常需加用外源性呼气末正压 PEEP，其水平相当于 70%～80%的 PEEPi。

2.抗感染治疗

反复的支气管-肺部感染是引起慢性呼吸衰竭的重要因素，又是呼吸衰竭加重的关键所在。据相关文献报道，90%左右COPD急性发作是由支气管-肺部感染诱发的，正是严重支气管-肺部感染加重呼吸道阻塞，导致了呼吸衰竭。慢性呼吸衰竭，特别是在使用呼吸机治疗时，更容易加重支气管-肺部感染。因此，积极防治支气管-肺部感染是成功治疗慢性呼吸衰竭的关键。其抗感染治疗的原则和方法主要有以下两点。

（1）抗生素的选择：慢性呼吸衰竭患者的特点为年老体弱，反复住院治疗，较多使用雾化吸入、气管内插管或切开以及机械通气等治疗，经常使用抗生素治疗，因此发生院内获得性支气管-肺部感染机会多。病原菌大多为革兰阴性杆菌、耐甲氧西林金黄色葡萄球菌（MRSA）和厌氧菌，并且细菌的耐药性明显增高。因此经验性治疗时应首先选用喹诺酮类或氨基糖苷类联合下列药物之一：①抗假单孢菌β-内酰胺类抗生素，如头孢他啶、头孢哌酮、哌拉西林、替卡西林、美洛西林等；②广谱β-内酰胺类/β-内酰胺酶抑制剂，如替卡西林-克拉维酸、头孢哌酮-舒巴坦钠、哌拉西林-他唑巴坦；③碳青霉烯类，如亚胺培南；④必要时联合万古霉素（针对MRSA）；⑤当估计真菌感染可能性较大时应选用有效的抗真菌药物。有条件者应尽快行痰培养及药物敏感试验，明确致病菌和选用敏感有效的抗生素。但是必须明确痰培养的结果并不完全代表肺部感染病原菌。因此对于痰培养的结果，一定要结合病史、临床表现综合分析判断。

（2）关于联合用药：慢性呼吸衰竭多有混合感染，常需联合应用抗生素治疗。兼顾革兰阳性、革兰阴性和厌氧菌感染，一般用两类即可。常将第二代、第三代头孢菌素与氨基糖苷类药物或喹诺酮类药物联合应用，青霉素过敏者选用氟喹诺酮类与克林霉素或大环内酯类联合应用。

3.氧气治疗

氧气治疗是应用氧气吸入纠正缺氧的一种治疗方法，简称氧疗。

（1）适应证：理论上只要PaO_2低于正常就可给予氧疗，但实际应用中更严格一些，允许临床医师根据患者情况灵活掌握。但是慢性呼吸衰竭患者$PaO_2 < 60mmHg$是氧疗的绝

对适应证。氧疗的目的是要使 $PaO_2>60mmHg$。

（2）方法：慢性呼吸衰竭患者临床上最常用、简便的方法是应用鼻导管吸氧，氧流量 $1\sim3L/min$，其吸氧浓度（FiO_2）=21%+4%×氧流量（L/min）。有条件者也可用面罩吸氧。

（3）吸氧浓度：对于慢性呼吸衰竭患者应采用控制性氧疗，其吸氧浓度通常为25%～33%。对于 I 型呼吸衰竭患者吸氧浓度可适当提高，尽快使 $PaO_2>60mmHg$，但吸氧浓度一般也不超过40%。对于 II 型呼吸衰竭患者，宜从低吸氧浓度开始，逐渐加大吸氧浓度，一般不超过33%。其最终目标是使 PaO_2 达到 $55\sim60mmHg$。对升高的 $PaCO_2$ 没有明显加重趋势。

4.酸碱失衡及电解质紊乱的治疗

（1）酸碱失衡的治疗：慢性呼吸衰竭大部分是由于支气管-肺部感染加重而引起呼吸道阻塞加重，导致二氧化碳潴留和严重缺氧，随之出现酸碱失衡和电解质紊乱。因此在治疗上首先要积极治疗支气管肺部感染，解痉祛痰，通畅呼吸道，解除二氧化碳潴留。强调尽快通畅呼吸道，解除二氧化碳潴留，随着呼吸道通畅，二氧化碳潴留解除，呼吸性酸中毒及低氧血症随之纠正。因此原则上不需要补碱性药物。但是当 pH<7.20 时，为了减轻酸血症对机体的损害，可以适当补5%碳酸氢钠，一次量为 $40\sim60mL$，以后再根据动脉血气分析结果酌情补充。只要将 pH 升至7.20以上即可。当呼吸性酸中毒并代谢性酸中毒时，补碱量可适当加大，在 pH<7.20 时，一次补5%碳酸氢钠量可控制在 $80\sim100mL$，以后再根据动脉血气分析结果酌情处理。对于伴有严重低氧血症的呼吸性碱中毒，只要治疗肺部感染，通畅呼吸道，吸氧纠正低氧血症即可，随着上述治疗低氧血症好转，呼吸性碱中毒随之也好转。要注意预防碱中毒的发生。慢性呼吸衰竭患者的碱中毒可见于呼吸性酸中毒并代谢性碱中毒、呼吸性碱中毒、呼吸性碱中毒并代谢性碱中毒、二氧化碳排出后碱中毒和呼吸性碱中毒型三重酸碱失衡。其中并发的代谢性碱中毒大部分是医源性引起的，临床上应注意预防，只要患者每天尿量大于 500mL，常规补氯化钾每天 $3.0\sim4.5g$，牢记见"见尿补钾，多尿多补，少尿少补，无尿不补"的原则。应注意二氧化碳不要排出过快，特别是机械通气治疗时，避免二氧化碳排出后碱中毒的发生。

（2）水、电解质紊乱的纠正：慢性呼吸衰竭患者酸碱失衡常同时合并严重水和电解质紊乱。其中，水、钠异常较为常见 HCO_3^- 和 Cl^- 变化常与二氧化碳变化有关；电解质紊乱特别是 K^+、Cl^- 和酸碱失衡互为因果。例如，低氯、低钾可引起碱中毒，而代谢性碱中毒又可引起低钾和低氯。注意针对不同情况进行相应的预防与治疗。

5.合理使用利尿药和强心剂

慢性呼吸衰竭患者常常合并心功能不全，需要使用利尿药和强心剂。

利尿药的使用原则：小量、联合（排钾和保钾利尿药联合）、间歇使用，注意补钾。每天尿量在 500mL 以上时应常规补钾，多尿多补，少尿少补，无尿不补。

合并心功能不全时可酌情使用强心剂，但要慎用。因缺氧患者对洋地黄类药物的疗效较差，且易出现中毒。

洋地黄类药物使用原则。

（1）剂量要小，是常用剂量的 1/3～1/2。

（2）使用快速洋地黄类药物，如毛花苷丙、地高辛等。

（3）不能以心率减慢作为洋地黄类药物有效的指标，因为呼吸衰竭患者缺氧时心率较快，常在 110 次/min 左右。

6.糖皮质激素的应用

激素对 COPD 的作用仍有争议。但在慢性呼吸衰竭急性加重期口服和静脉使用糖皮质激素通常是有效的。其目的是减轻呼吸道炎症、通畅呼吸道和提高患者的应激能力，减轻脑水肿，但应避免使用时间过长，以防止发生不良反应。可静脉滴注甲泼尼龙 40～80mg，12 小时 1 次，连用 3d；或泼尼松 60mg 口服，逐渐减量，持续 10d。

7.消化道出血的防治

慢性呼吸衰竭患者由于缺氧、二氧化碳潴留以及使用糖皮质激素和氨茶碱等因素，常可并发消化道出血。其防治原则为病因治疗和对症治疗，具体如下。

（1）尽快纠正缺氧和解除二氧化碳潴留。

（2）应慎用或禁用对胃肠道有刺激的药物或食物。

（3）预防性应用制酸剂，如氢氧化铝凝胶、H 受体拮抗剂，如西咪替丁或雷尼替丁以控制胃液酸度，减少出血机会。

（4）对有消化道出血先兆者，及早安置胃管，先抽尽胃内容物，胃内注入去甲肾上腺素或血液凝固酶。

（5）如无 DIC 并存，消化道出血可用酚磺乙胺、6-氨基己酸等。

（6）如合并 DIC，应用抗凝剂肝素及低分子右旋糖酐等。

（7）出血明显、发生严重贫血者，应补充血容量，纠正贫血。

8.营养支持

慢性呼吸衰竭患者因能量代谢增高，蛋白分解加速，摄入不足，机体处于负代谢状态。长时间营养不良会降低机体的免疫功能，感染不易控制，呼吸肌疲劳，以致发生呼吸泵功能衰竭，不利于患者的救治和康复。故在慢性呼吸衰竭救治中需注意对患者的营养支持。抢救时应常规给予鼻饲高蛋白、高脂肪、低碳水化合物，以及适量多种维生素和微量元素的饮食。必要时需要静脉高营养治疗。营养支持应达到基础能量消耗值。

第三节　慢性阻塞性肺疾病急性加重

慢性阻塞性肺疾病（COPD）是一种可以预防和治疗的常见疾病，其特征是持续存在的气流受限。气流受限呈进行性发展，伴有呼吸道和肺对有害颗粒或气体所致慢性炎症反应的增加。COPD 病程分期中的急性加重期（AECOPD），是指在疾病的过程中，短期内咳嗽、咳痰、气短和（或）喘息加重，痰量增多，呈脓性或黏液脓性，可伴发热等症状。此病患病人数多，死亡率高，社会经济负担重，已成为影响人类健康的重要的公共卫生问题。

一、临床表现

慢性阻塞性肺疾病在漫长的病程中，反复发作、急性加重，病情逐渐恶化，呼吸功能不断下降，最终导致呼吸衰竭，以致死亡，因此加强对 COPD 急性加重期（AECOPD）的判定与治疗是治疗和控制 COPD 进展的关键。AECOPD 指 COPD 患者出现病情变化、加重，患者短期内咳嗽、咳痰、气短和（或）喘息加重，痰量增多，呈脓性或黏脓性，痰的颜色发生改变，可伴发热、白细胞计数增高等感染征象。此外，亦可出现全身不适、下肢水肿、失眠、嗜睡、日常活动受限、疲乏、抑郁和精神紊乱等症状。

二、辅助检查

诊断 COPD 急性加重须注意排除其他具有类似临床表现的疾病，如肺炎、气胸、胸腔积液、心肌梗死、心力衰竭（肺源性心脏病以外的原因所致）、肺栓塞、肺部肿瘤等。因此当 COPD 患者病情突然加重，必须详细询问病史，进行体格检查，并做相应的实验室及其他检查，如胸部 X 线、肺 CT、肺功能测定、心电图、动脉血气分析、痰液细菌学检查等。

（一）肺功能测定

急性加重期患者，常难以满意地完成肺功能检查。当预计值时，提示为严重发作。

（二）动脉血气分析

静息状态下在海平面呼吸空气条件下，$PaO_2 < 60mmHg$ 和（或）$SaO_2 < 90\%$，提示呼吸衰竭。如 $PaO_2 < 50mmHg$、$PaCO_2 > 70mmHg$、$pH < 7.30$ 提示病情危重，需进行严密监护或入住 ICU 行无创或有创机械通气治疗。

（三）胸部 X 线、心电图

胸部 X 线检查有助于 COPD 加重与其他具有类似症状的疾病相鉴别。心电图（ECG）对心律失常、心肌缺血及右心室肥厚的诊断有帮助。

（四）血液分析

血红细胞计数及血细胞比容有助了解有无红细胞增多症或出血。部分患者血白细胞计数增高及中性粒细胞核左移可为感染提供佐证。

（五）其他实验室检查

对 COPD 急性加重、有脓性痰者，在给予抗生素治疗的同时，应进行痰培养及细菌药物敏感试验，若患者对初始抗生素治疗反应不佳时，可根据痰培养结果和药敏试验及时换用敏感的抗菌药物。

三、治疗

COPD 患者在急性加重期的治疗，需在缓解期治疗的基础上有所加强，如加用抗胆碱

药物与 β_2 受体激动剂雾化治疗，以尽快缓解症状，常用药物有异丙托溴铵及沙丁胺醇。对呼吸困难、喘息症状明显者，全身应用糖皮质激素，可使症状缓解，病情改善。由于细菌感染是 COPD 急性加重的常见原因，尤其是病情较重者，痰量增加及痰的性状改变为脓性者，合理使用抗菌药物对其预后至关重要。

由于 COPD 急性加重反复发作的患者常常应用抗菌药物治疗，加之细菌培养影响因素较多，痰培养阳性率既不高，又难以及时获得结果，初始经验治疗显得尤为重要。因此，应根据患者的临床情况、痰液性状、当地病原菌感染趋势及细菌耐药情况选用合适的抗菌药物，除非病原菌明确，否则选择药物的抗菌谱（不宜太窄）应予以覆盖。对伴有呼吸衰竭的患者，早期应用无创正压通气可以改善缺氧，降低动脉血二氧化碳分压，减少有创呼吸机的应用。对于痰液黏稠、呼吸道分泌物多、容易误吸等不适合进行无创通气者，可根据病情考虑气管内插管进行机械通气。

（一）氧疗

氧疗是 AECOPD 住院患者的基础治疗。COPD 患者给予低浓度吸氧，吸入氧浓度一般不超过 30%。吸入氧浓度过高，可能降低低氧对呼吸中枢的刺激，加重二氧化碳潴留。低流量吸氧的前提是患者无缺氧的证据。给氧途径包括鼻导管或 Venturi 面罩，其中 Venturi 面罩能更精确地调节吸入氧浓度。氧疗 30 分钟后应复查动脉血气，以确认氧合是否达标（目标：$PaO_2 > 60mmHg$ 或 $SaO_2 > 90\%$）、是否引起二氧化碳潴留。

（二）抗感染治疗

COPD 急性加重多由细菌感染诱发，故抗生素治疗在 AECOPD 治疗中具有重要地位。当患者呼吸困难加重、咳嗽伴有痰量增多及脓性痰时，应根据 COPD 严重程度及相应的细菌分布情况，结合当地常见致病菌类型及耐药流行趋势和药物敏感情况尽早选择敏感抗生素。如对初始治疗方案反应欠佳，应及时根据细菌培养及药敏试验结果调整抗生素。AECOPD 患者因长期应用广谱抗生素和糖皮质激素，是侵袭性真菌感染的高危人群，应密切关注。

（三）支气管舒张剂的应用

短效β_2受体激动剂较适用于 AECOPD 的治疗，若效果不显著，可加用抗胆碱能药物，如异丙托溴铵、噻托溴铵等。对于较严重的 COPD 急性加重者，可考虑静脉滴注茶碱类药物。由于茶碱类药物血药浓度个体差异较大，治疗窗较窄，监测血清茶碱浓度对于评估疗效和避免不良反应的发生都具有一定意义。β_2受体激动剂、抗胆碱能药物及茶碱类药物由于作用机制不同，药代学及药动学特点不同，且分别作用于不同大小的呼吸道，所以联合应用可获得最优的支气管舒张作用，但联合应用β_2受体激动剂和茶碱类时，应注意心脏方面的不良反应。

（四）糖皮质激素的应用

AECOPD 住院患者宜在应用支气管舒张剂的基础上口服或静脉滴注糖皮质激素，激素的剂量要权衡疗效及安全性，建议口服泼尼松 30～40mg/d，连续 7～10d 后逐渐减量停药；也可以静脉给予甲泼尼龙 40mg，每天 1～2 次，3～5d 后改为口服。延长给药时间或加大激素用量不能增加疗效，反而会增加不良反应。

（五）机械通气治疗

无创通气（NPPV）与有创机械通气通过提供正压通气，都能有效地增加肺泡通气量，排出二氧化碳潴留。在慢性阻塞性肺疾病急性加重期（AECOPD）的早期，患者神志清楚，咳痰能力尚可，痰液引流问题并不十分突出，而呼吸肌疲劳可能是导致呼吸衰竭的主要原因。此时，予以 NPPV 早期干预可减少呼吸功耗，缓解呼吸肌疲劳；若痰液引流障碍或有效通气不能保障，则需建立人工呼吸道行有创通气，可以有效地引流痰液和提供较 NPPV 更有效的正压通气；一旦支气管-肺部感染或其他诱发急性加重的因素有所控制，自主呼吸功能有所恢复，自主咳痰能力部分恢复后，可撤离有创通气，改用 NPPV，可进一步缓解呼吸肌疲劳。

1.无创通气

AECOPD 患者应用无创通气（NPPV）可增加潮气量，提高 PaO_2，降低 $PaCO_2$，减轻呼吸困难，从而降低气管内插管和有创机械通气的使用，缩短住院天数，降低患者病死率。

使用 NPPV 要注意掌握适宜的操作方法，提高患者的依从性，避免管路漏气，从低压力开始，逐渐增加压力支持水平。

（1）适应证

至少符合其中两项：①中至重度呼吸困难，伴辅助呼吸肌参与呼吸，并出现胸腹矛盾运动；②中至重度酸中毒（pH7.30～7.35）和高碳酸血症（$PaCO_2$45～60mmHg）；③呼吸频率＞25 次/min。

（2）禁忌

符合下列条件之一：①误吸危险性高及呼吸道保护能力差；②呼吸道分泌物多且排出障碍；③心跳或呼吸停止；④面部、颈部和口咽腔创伤、烧伤、畸形或近期手术；⑤上呼吸道梗阻；⑥血流动力学明显不稳定；⑦危及生命的低氧血症；⑧合并严重的上消化道出血或频繁剧烈呕吐。

（3）临床应用要点

①呼吸机的选择：要求能提供双水平正压通气（BiPAP）模式，提供的吸气相呼吸道压力（IPAP）可达 20～30cmH_2O，能满足患者吸气需求的高流量气体（＞100L/min）。

②通气模式：持续呼吸道正压通气（CPAP）和 BiPAP 是最常用的两种通气模式，后者最为常用。BiPAP 有两种工作方式：自主呼吸通气模式[S 模式，相当于压力支持通气（PSV）+PEEP]和后备控制通气模式（T 模式，相当于 PCV+PEEP）。

③参数调节：IPAP、EPAP 均从较低水平开始，患者耐受后再逐渐上调，直到达到满意的通气和氧合水平。IPAP10～25cmH_2O；EPAP3～5cmH_2O；吸气时间 0.8～1.2 秒；后备控制通气频率（T 模式）10～20 次/min。

④无创通气改为有创通气时机：应用 NPPV 1～2h，动脉血气和病情不能改善应及时转为有创通气。

2.有创机械通气

在积极药物和 NPPV 治疗后，患者呼吸衰竭仍进行性恶化，出现危及生命的酸碱失衡和（或）神志改变时，宜用有创机械通气治疗。

（1）应用指征

①严重呼吸困难，辅助呼吸肌参与呼吸，并出现胸腹矛盾运动；②呼吸频率＞35 次/min；③危及生命的低氧血症（PaO_2＜40mmHg 或 PaO_2/FiO_2＜200）；④严重的呼吸性酸中毒（pH＜7.25）及高碳酸血症；⑤呼吸抑制或停止；⑥嗜睡、神志障碍；⑦严重心血管系统并发症（低血压、心律失常、心力衰竭）；⑧其他并发症，如代谢紊乱、脓毒血症、肺炎、肺血栓栓塞症、气压伤、大量胸腔积液等；⑨无创通气失败或存在无创通气的禁忌证。

（2）有创机械通气的撤离

有创机械通气的撤离条件：①呼吸衰竭的诱发因素得到有效控制。②神志清楚。③自主呼吸能力恢复。④通气及氧合功能良好，血流动力学稳定。拔除气管内插管后，根据情况可采用无创机械通气进行序贯治疗。

（六）其他治疗措施

在严密监测出入量和血电解质的情况下，适当补充液体和电解质，注意维持液体和电解质平衡；注意补充营养，对不能进食者需经胃肠补充要素饮食或给予静脉高营养；对卧床、红细胞增多症或脱水的患者，无论是否有血栓栓塞性疾病史，均需考虑使用肝素或低分子肝素，预防深静脉血栓形成和肺栓塞；注意痰液引流，采用物理方法排痰和应用化痰排痰药物，积极排痰治疗；识别并治疗冠心病、糖尿病、高血压等伴随疾病和其他并发症，如休克、弥散性血管内血液凝固、上消化道出血、胃肠功能不全等。

第二章　内分泌系统急危重症

第一节　甲状腺危象

甲状腺危象又称甲状腺危象，是指危及生命的甲状腺功能亢进状态。甲状腺危象是在原有甲亢病情未获有效控制时，由于一些诱因，如精神刺激、感染、手术、创伤等存在和激发下，出现原有症状突然加剧的一组综合征。甲状腺危象发病率不高，占甲亢住院患者的 1%～2%，但病死率高达 30%～60%。本病可发生于任何年龄，以老年人多见，女性明显高于男性。

一、诱因与发病机制

甲状腺危象的发生往往都有诱因，由内科疾病引发的较由外科疾病引起的多见，且病情较外科性诱因引起者严重。

（一）内科性诱因

1.感染

感染为最常见病因。常见感染部位是呼吸道，其次为胃肠道和泌尿系统。

2.应激

应激致甲状腺激素大量释放入血。精神过度紧张、过度劳累、高温、饥饿、药物反应、心绞痛、心力衰竭、糖尿病酸中毒、低血糖、高钙血症、肺栓塞、分娩和妊娠等为常见的应激情况。

3.药物

过量非甾体类消炎药、化疗药物、抗甲状腺药物不适当应用、医源性甲状腺激素摄入过多等。

（二）外科性诱因

1.甲亢未被控制而行手术

术前未用抗甲状腺药准备，或准备不充分，或虽用抗甲状腺药但停用过久，或用碘剂做术前准备时，用药时间过长。

2.手术与麻醉时的应激

手术本身的应激、手术挤压甲状腺、术中乙醚麻醉均可使大量甲状腺激素释放入血。甲状腺本身的外伤、手术或身体其他部位的急症手术均能诱发危象。术后4～16h发生者，考虑与手术有关，16h以后出现者，需寻找感染病灶或其他原因。

（三）其他因素

甲状腺危象确切的发病机制和病理生理目前还不是很清楚，可能的因素如下。

1.大量甲状腺激素释放入循环血中

甲亢患者服用大量甲状腺激素、甲状腺手术，不适当停用碘剂、放射性碘治疗后，大量甲状腺激素会释放入循环血中。

2.血中游离甲状腺素增加

感染、甲状腺以外其他部位的手术等应激，使血中甲状腺激素结合蛋白浓度减少，与其结合的甲状腺激素解离。

3.机体对甲状腺激素反应的改变

在某些因素的影响下，患者各系统的脏器及周围组织对过多的甲状腺激素适应能力降低。

4.肾上腺素能的活性增加

患者血中甲状腺激素增多，儿茶酚胺的作用增强。

5.甲状腺素在肝中清除降低

手术前后、其他非甲状腺疾病、进食热量的减少，均引起 T_4 清除减少，使血中甲状腺激素量增加。

二、临床表现

甲状腺危象是原有甲亢症状的急剧加重，主要临床表现为明显的高代谢症状和过量的肾上腺素能反应，可分为典型和不典型两类。

（一）典型表现

甲状腺危象的典型症状主要表现在以下 4 个方面。

1.高热

高热是甲状腺危象的特征性表现，也是与重症甲亢的重要鉴别点。体温急剧升高，常在 39℃以上，一般解热措施无效。大汗淋漓，皮肤潮红，继而可汗闭、皮肤苍白和脱水。

2.中枢神经系统症状

有精神障碍，常见焦虑、震颤、极度烦躁不安、谵妄、嗜睡，最后陷入昏迷。

3.循环系统症状

心动过速，心率常在 160 次/分以上，与体温升高不成比例。可出现心律失常，或充血性心力衰竭、肺动脉高压、肺水肿，最终出现血压下降、心源性休克，以致循环衰竭而死亡。甲亢性心脏病者更易发生甲状腺危象，预后差。

4.消化系统症状

早期表现是恶心、腹痛。食欲极差，恶心、呕吐频繁，腹痛、腹泻明显。体重锐减、肝脾大、肝功能异常，随病情发展出现肝衰竭及黄疸，黄疸提示预后不良。由于进食差、呕吐、腹泻及大量出汗，最终出现电解质紊乱。

（二）不典型表现

发生甲状腺危象的患者如果原来有全身多脏器功能衰竭、恶病质等，危象症状常不典型。尤其是甲亢症状不典型的患者，发生危象时症状也很不典型，可能只具有上述典型危象的部分症状，或仅表现出某一系统的症状。例如，淡漠型甲亢患者发生危象时与典型甲亢患者相反，无神经精神等兴奋表现，也无怕热、多汗，表现为淡漠加重，极度衰弱，嗜睡、反应迟钝，甚至木僵、昏迷，体温可中度上升或体温过低，皮肤干皱、汗少，心率加快不明显，甚至缓慢，极易误诊。

三、实验室与影像学检查

本病的常见实验室与影像学检查项目如下所示。

1.甲状腺功能检查

甲状腺功能表现为亢进，FT_3、FT_4升高，TSH 降低，但血中甲状腺激素水平的高低与疾病的严重程度不成比例。有学者认为出现甲状腺危象时，患者血中甲状腺激素水平明显高于无危象的甲亢患者，有学者则见到出现甲状腺危象时，甲状腺激素水平并不明显升高。因此测定血中甲状腺激素水平对诊断甲状腺危象的帮助不大，但当检测到甲状腺激素水平显著高于正常值时，对诊断和判断预后具有一定的意义。

2.基础代谢率检查

多在 60% 以上。

3.超声检查

甲状腺弥散性或结节性肿大，血流丰富，可见"火海征"，频谱多普勒显示甲状腺动脉的频谱为高速低阻频谱。

四、诊断与鉴别诊断

任何一例甲亢患者，出现病情的加重，伴有高热、心动过速、恶心、呕吐及精神的改变，均应考虑甲状腺危象的可能。对于无既往甲亢病史、症状又不典型的患者，临床应详细询问其病史，认真进行体格检查，突眼征、甲状腺肿大伴血管杂音、胫前黏液性水肿等症状有助于诊断。对怀疑有甲状腺危象的患者，应立即进行血液及甲状腺超声等实验室检查。

甲状腺危象大体分为危象前期和危象期两个阶段。甲状腺危象在诊断过程中应与其他有部分相似症状的疾病相鉴别。

（一）中枢性高热

患者体温可高达 41～42℃，但皮肤干燥少汗，四肢温度低于躯干，无与体温改变相应的心率变化。温度易随外界环境变化而波动，白天稍低，夜间高。

（二）败血症

有高热及意识改变，但发热多为弛张热，热起急骤，伴有畏寒、寒战，热退时伴出汗；心率多与体温相一致；血培养有细菌生长；甲状腺功能正常或为高 T_3 综合征。

（三）低血糖昏迷

可有大汗、心率快及精神症状，甚至昏迷，但多有引起低血糖的原因。一般不伴体温升高，血糖常<2.8mmol/L，给予葡萄糖后病情立刻改善。注意排除甲状腺危象同时合并低血糖。

（四）肝性脑病

有黄疸、肝功能损害、意识的改变，但患者大多有慢性肝病病史和诱发脑病的因素，伴扑翼样震颤和肝硬化腹腔积液，血氨升高，一般不伴高热和明显的心动过速，甲状腺功能多正常或为正常甲状腺功能病态综合征。

（五）肾上腺危象

多伴高热，体温可达 40℃ 以上，有低血压、低血容量休克、心动过速、恶心、呕吐、意识的改变，但多有引起肾上腺皮质功能不全原发病症状和体征，可伴有低血糖、顽固性低钠血症，血钾一般正常，血皮质醇和 ACTH 测定有助诊断。

（六）嗜铬细胞瘤危象

可有头痛、心悸、多汗三联症，出现高血压危象时可伴意识改变。常有多器官功能衰竭，多不伴高热，血尿儿茶酚胺及其代谢产物明显升高，肾上腺影像学检查可见肿瘤、结节或增生。

（七）妊娠期合并 Wernicke 脑病

有精神症状，如神志不清、谵妄、昏迷、心动过速等。可通过询问病史、甲状腺 B 超以及颅脑磁共振检查帮助诊断。

五、治疗

甲状腺危象前期或甲状腺危象一经诊断，无须等待实验结果，应尽早开始治疗。治疗目的是纠正严重的甲状腺毒症和诱发疾病，保护机体脏器，防止器官的功能衰竭。有条件的医院应在内科 ICU 进行甲状腺危象患者的监护治疗。

（一）降低循环中甲状腺激素的水平

降低循环中甲状腺激素的水平可通过 3 种方式：抑制甲状腺激素的合成；抑制甲状腺激素的释放；通过血液透析、腹膜透析、血浆置换等治疗手段迅速降低血液中甲状腺激素的水平，但由于临床应用经验较少，其临床疗效及使用后的并发症有待进一步观察。

硫脲类抗甲状腺药可以抑制甲状腺激素的合成。碘剂能迅速抑制甲状腺结合蛋白水解，从而减少甲状腺激素的释放。同时大剂量碘剂还能抑制 T_3 与细胞受体的结合，尤其对于由甲状腺炎或外源性甲状腺激素摄入过多引起的甲状腺危象，碘剂往往比抗甲状腺药物更有效。对碘剂过敏者，可改用碳酸锂 0.5～1.5g/d，分 3 次口服。碘剂一般在给予硫脲类抗甲状腺药 1h 后使用，但在临床应用时，常两种药同期使用无须等待。有报告显示，碘化物碘番酸钠盐更有效。硫脲类抗甲状腺药物和碘化物只能减少甲状腺激素的合成与释放，不能迅速降低血中 T_3 和 T_4 的水平，而透析、血液置换治疗方法可以迅速降低。

（二）抑制 T_4 向 T_3 转化，降低周围组织对甲状腺激素的反应

常用药物有 β 受体阻滞剂如普萘洛尔（心得安）、利血平和胍乙啶、糖皮质激素等。应当注意的是，普萘洛尔应慎用或禁用于心功能不全，尤其心输出量减少的心功能不全、心脏传导阻滞、心房扑动、支气管哮喘等患者。

（三）对症支持治疗

对症治疗的措施如下。

（1）密切监测心、脑、肾等器官功能，防止发生多器官功能衰竭。

（2）补液：补充葡萄糖、维生素，以纠正电解质紊乱，保证热量供应，提高抗病能力。

（3）氧疗：防止低氧血症和电解质紊乱可能诱发的心、脑、肾等脏器损伤，急性肝衰竭，急性横纹肌溶解。

（4）高热时物理降温，或给予解热药，或人工冬眠疗法（哌替啶 100mg，氯丙嗪、异丙嗪各 50mg，混合后静脉持续泵入），口服药物可用对乙酰氨基酚，但禁用乙酰水杨酸类制剂。

（5）去除诱因，防治并发症。

第二节　糖尿病酮症酸中毒

一、诱因与发病机制

酮症酸中毒是糖尿病的一种严重急性并发症，血浆酮体浓度超过 2.0mmol/L 时的状态称为酮症。当酮酸集聚而使机体内发生代谢性酸中毒时，称为酮症酸中毒。严重者可发生酸中毒昏迷，危及生命。

（一）诱因

应激状态常是发生酮症酸中毒的诱因，比较多见的有以下几种。

（1）急性感染，如呼吸道感染、肺部感染、尿路感染、皮肤化脓性感染、胃肠道感染、胆管感染、急性胰腺炎等，在任何感染病症发生严重时。

（2）严重创伤、外科手术、麻醉、外伤、其他严重疾病如心肌梗死、心力衰竭等应激情况下。

（3）胃肠功能紊乱，如呕吐、腹泻或进食过量时。

（4）治疗过程中口服降糖药或胰岛素用量不足或停用。

（5）严重精神刺激。

（6）妊娠，尤其是分娩。

（7）少数糖尿患者反复多次出现酮症酸中毒时，应考虑有精神因素、治疗不当或不配合治疗等因素。

发生酮症酸中毒的病例往往有几种诱因同时存在，但也有些病例诱因不明。

（二）发病机制

糖尿病患者由于各种诱因，增加了胰岛素的负担，使糖尿病加重，由于体内胰岛素严重缺乏，可产生大量酮体（乙酰乙酸、β 羟丁酸及丙酮）。同时，应激激素（糖皮质激素、儿茶酚胺、胰高糖素及生长激素等）水平明显上升，加上末梢组织对葡萄糖及酮体的利用减少。这些原因使酮症酸中患者血糖明显增高，葡萄糖及酮体的生成增多而利用减少，使其在血中浓度异常增高。血糖水平可高达 27.8mmol/L（500mg/dL）以上，血浆酮体≥8mmol/L。

由于高血糖、高酮体、酸中毒和电解质紊乱等变化，使机体代谢造成紊乱，引起一系列临床症状，严重时可致昏迷，危及生命。

二、临床表现

发病前一日至数日，患者糖尿病症状加重，已有烦渴、多饮、多尿加重、极度软弱无力。脱水明显，水分的丢失可高达体重的 10%。患者口干、舌干色红、皮肤干燥、缺乏弹性，重者眼球下陷、脉速而弱、四肢厥冷、血压降低、休克，严重时因肾血流量不足而出现少尿。呼吸深而快，呼气有酮味，如烂苹果味，当血 pH≤7 时，可因脑干受到抑制，呼吸减慢。可有饮食减少、恶心、呕吐、腹痛等；有时可出现腹部压痛，以至腹肌紧张而被误诊为外科急腹症。当病情进一步加重时，则出现意识不清，并逐渐进入昏迷状态。

三、诊断与鉴别诊断

（一）诊断

在急诊室如果发现患者意识不清伴有脱水、呼气时有烂苹果气味，就要考虑糖尿病酮症酸中毒的诊断。

（1）注意既往糖尿病病史，近期治疗情况，有无急性感染、腹泻、饮食失调、食糖过多，以往未发现糖尿病而误用糖过多、严重精神刺激、停用或大量减少胰岛素、降糖药等情况。

（2）体检可注意脱水程度，有无呼吸深而快、呼气酮味及周围循环衰竭等体征。

（3）实验室检查可见

1）血糖明显增高，常在 16.7～27.8mmol/L。

2）血酮增高，常≥8mmol/L（正常低于 2.0mmol/L）。

3）血二氧化碳结合力可降到 10mmol/L（10mEq/L）以下。

4）血 pH 下降至 7.35 以下。有学者据此将糖尿病酮症分为：轻度（pH＞7.3）、中度（pH 为 7.1～7.3）和重度（pH＜7.1）。

5）血钾早期可正常或偏低，晚期血钾可升高；血钠、血氯降低。

6）血浆渗透压升高。

7）尿糖及酮体强阳性。

8）白细胞计数增高，可达 $15 \times 10^9/L$ 以上，中性粒细胞增多，有时可达（20～30）× $10^9/L$，甚至出现类白血病反应。

9）尿常规可见蛋白质及管型，晚期可有氮质血症。

10）大多数患者血清淀粉酶可增高。

有学者提出糖尿病酮症酸中毒的诊断可根据病情分为 3 个阶段：只有酮体阳性者，视为糖尿病酮症；如果出现酸中毒的表现，视为糖尿病酮症酸中毒；如果出现了意识障碍和昏迷等症状，可诊为糖尿病酮症酸中毒昏迷。

（二）鉴别诊断

（1）注意鉴别和排除伴有意识障碍和昏迷的其他疾病。如果发现患者伴有明显脱水、呼气时有烂苹果气味，则考虑糖尿病酮症酸中毒的诊断。

（2）注意鉴别和排除伴有恶心、呕吐、腹痛、腹部压痛，以及腹肌紧张等外科急腹症的疾病。如果发现患者有明确糖尿病病史，以上典型症状及血糖、酮体明显增高，以及酸中毒和电解质紊乱等变化，则考虑糖尿病酮症酸中毒的诊断。

（3）约有 90% 的糖尿病酮症酸中毒患者血清淀粉酶增高。血清淀粉酶升高与腹痛及呕吐症状不相称，因此不足以作为胰腺炎的诊断依据。若高度怀疑有胰腺炎，则可测定血浆脂酶，对诊断很有帮助。

四、预防

坚持严格控制血糖是糖尿病患者预防酮症酸中毒发生的最有效措施。预防措施包括：①预防感染；②依赖胰岛素者不可随便停药；③糖尿病患者遇到手术、分娩等应激时应更严格地控制血糖；④发生发热、恶心、呕吐等不适时，不能终止胰岛素治疗，而应积极控制病症；⑤对于 1 型糖尿病患者，往往因酮症酸中毒作为第一症状就诊，故应时刻警惕其发生的可能性。

五、急诊处理

若患者处于昏迷状态，要尽快明确诊断。一旦明确诊断，即进行紧急抢救措施。

（一）胰岛素治疗

注射普通胰岛素，可应用"小剂量胰岛素"治疗方案：初次胰岛素静脉滴注（于生理盐水中），剂量 5～10U/h 计算[0.1U/（kg·h）]，同时肌内注射 10～20U；待血糖降至 13.9mmol/L（250mg/dL）时，胰岛素改为每 2h 皮下注射 1 次，剂量可按尿糖++++16U、+++12U、++8U、+4U；如果用胰岛素及液体治疗 2～3h 后血糖仍不下降，则可能有胰岛素抵抗，应将每小时胰岛素剂量加倍。

胰岛素用法还可以为：①肌内注射法，开始肌内注射 20U，以后每小时肌内注射 5U；②静脉滴注法，胰岛素用量为 4～6U/h，溶于生理盐水之中。

经上述治疗如果有效，则血糖将以每小时 3.3～6.7mmol/L（60～120mg/dL）的速度下降，在治疗过程中，需保持尿糖在+以上。在充分补充液体的情况下，若给胰岛素的开始 2h 内血糖下降少于每小时 2mmol/L（36mg/dL），原用肌内注射法者应改为静脉滴注，而原用静脉滴注法者应将胰岛素用量加倍。在治疗开始后的第 4h 必须明确是否有胰岛素抵抗及是否需要增加胰岛素用量。当血糖下降到 13.9mmol/L（250mg/dL）时，静脉补液改为 5%～10%葡萄糖注射液。胰岛素用量改为每 2h 肌内注射 4～6U，或每小时静脉滴注 2～3U。上述的胰岛素治疗方法必须持续到动脉血 pH 恢复正常，或血、尿酮体消失。

使用胰岛素泵或微量输液泵，以均衡速度泵入胰岛素 5～10U/h 是目前较好的降血糖方法，已在许多医院普遍使用，也得到很好的效果。

有统计表明，小剂量治疗后，血糖降至 13.9mmol/L 的时间为（3.8±1.15）h，也有报告为（6.7±0.8）h。酮症纠正时间为（5.45±3.64）h。有效的治疗可使血糖以每小时 3.3～6.7mmol/L（60～120mg）的速度下降。有人认为在用静脉滴注后，在治疗开始 2～4h 内血糖下降不及 30%，或在 6～8h 内不及 50%者，应将剂量加倍。肌内注射后，如 2h 后血糖无变化，应改为静脉滴注法。

治疗中应避免胰岛素用量过大、操之过急而发生低血糖，或因血糖下降过速，导致脑水肿及低血钾。

（二）纠正失水

严重的酮症酸中毒，可能已丧失 12L 水分，800mmol 的钠和钾、少量氯和镁。以每千克体重计，丢失水分 75～100mL，钠 8mmol，氯 5mmol，钾 6mmol。因为脱水，可使有效容量下降，造成严重危害，甚至死亡。患者因灌注不足，补生理盐水：初起 2～4h 应快速静脉滴注生理盐水或复方氯化钠 2000mL，24h 内，年轻患者可用至 6000mL 左右，年老及心肾功能不全者补液不可超过 4000mL。不宜过快过多。有学者指出，在有心肌病或老年患者要用中心静脉压测定指导补液。一般情况下，在初起 24h 内补液量不应超过体重的 10%，至血糖下降至 13.9mmol/L（250mg/dL）以下，改用 5% 葡萄糖注射液，或 5% 葡萄糖盐水。当患者能进食时，鼓励进流食、半流食。

（三）补钾

有学者认为，在本症时丢钾可达 39g，部分钾又进入细胞内，此则与胰岛素剂量成正比。开始 24h 内，即使用小剂量胰岛素疗法，仍需用氯化钾 7.5～15g，以后至少继续补钾 1 周，才能完全补足全身所缺的钾。如血钾低或正常，尿量充分，于治疗后 3～4h 注意补钾，即静脉滴注氯化钾 1～1.5g/（500mL·h），第 1 日可补钾 6～9g。补钾时宜在心电图监护下进行，或 2～3h 测血钾，防止产生高血钾。如用碳酸氢钠，钾进入细胞更快，主张以每 100mL 碳酸氢钠中加氯化钾 1～1.5g，缓慢静脉滴注。每小时补钾 1g 以上者，应用心电监护。

有学者强调补钾量应参考血钾水平，具体方法如下。

（1）血钾＜3mmol/L，补钾量为 26～39mmol/h（氯化钾 2～3g/h）。

（2）血钾为 3～4mmol/L，补钾量为 20～26mmol/h（氯化钾 1.5～2g/h）。

（3）血钾为 4～5mmol/L，补钾量为 5.5～13mmol/h（氯化钾 0.5～1g/h）。

（4）血钾＞5.5mmol/L 停止补钾，每 2～4h 测定血钾一次，并且连续监测心电图，若 T 波高耸，提示有高血钾；若 T 波低平并有 U 波，表示低血钾。酮症纠正时间为（5.45±3.64）h。有效的治疗可使血糖以每小时 3.3～6.7mmol/L（60～120mg/dL）的速度下降。有学者认为在用静脉滴注后，在治疗开始 2～4h 血糖下降不及 30%；或在 6～8h 内不及 50%

者，应将剂量加倍。肌内注射后，如 2h 后血糖无变化，应改为静脉滴注法。

治疗中应避免胰岛素用量过大、操之过急而发生低血糖，或因血糖下降过速，导致脑水肿及低血钾。

（四）纠正酸中毒

发生糖尿病酮症酸中毒时，使用碳酸氢钠要十分谨慎。血 pH＞7.15 时不用碱剂，pH＜7.0 或 pagenumber_ebook=195，pagenumber_book=187＜10mmol/L 或二氧化碳结合力低于 6.735mmol/L 时，尤其是存在低血压、心律失常、循环衰竭或昏迷时，应考虑补碱。用 5%碳酸氢钠 150mL，pH 为 7.0～7.15 时用半量。必要时可重复输入碳酸氢钠，直到动脉血 pH＞7.1。不能应用乳酸钠；同时密切注意血钾浓度，如下降，则补充之。

（五）低磷治疗

酮症酸中毒可致低磷。低磷可使组织缺氧外，还可使心肌收缩受到抑制。补磷可使酸中毒纠正较快，且减少昏迷与降低病死率。使用方法：磷酸缓冲液（磷酸二氢钾 0.4g，磷酸氢二钾 2.0g 加生理盐水 600mL 及蒸馏水 400mL）静脉滴注。如滴注太快，可发生低血钙，不能常规应用，仅限于重症，伴有呼吸、循环衰竭者。

（六）寻找并去除诱因

因为患者经常死于诱因，而非酮症酸中毒。

（七）护理工作

（1）仔细填写病症观察表，如主要的体征、实验室检查结果及治疗措施。在观察表中应及时记录出入量及进行胰岛素治疗的详细情况。

（2）开始治疗时，每小时测血糖 1 次，每 2～3h 测 1 次电解质及 pH。

（3）昏迷护理常规施行，测血压每小时 1 次。插胃管，防止发生呕吐及吸入性肺炎。放置导尿管，假若患者能自行排尿，则不必导尿，以免并发尿路感染。

（4）对于原有心力衰竭、肾衰竭及虚脱患者，应该测量中心静脉压，以便了解低血容量的严重程度，并用以指导输液的速度。对病情严重、有心血管功能障碍者，应静脉插管测定其中心静脉压。

六、治愈标准

（1）症状消失，失水纠正，意识、血压正常。

（2）血酮体水平正常，尿酮体阴性。

（3）血二氧化碳结合力、血 pH 正常。

（4）血电解质正常。

七、预后

酮症酸中毒的病死率在国外专科医院为 5%～15%。一般医院高达 20%～30%。老年人中则可达 50%以上。如长时间昏迷不醒，低血钾、少尿、无尿或长时间肠麻痹的患者的预后很差。早期诊断、合理治疗能使病死率显著降低。

第三章　消化系统急危重症

第一节　肝硬化

肝硬化是一种由不同病因长期作用于肝脏引起的慢性、进行性、弥漫性肝病的终末阶段，是在肝细胞广泛坏死基础上产生肝脏纤维组织弥漫性增生，并形成再生结节和假小叶，导致肝小叶正常结构和血液供应遭到破坏。病变逐渐进展，晚期出现肝功能衰竭、门静脉高压和多种并发症，死亡率高。在我国肝硬化是消化系统常见病，也是后果严重的疾病。年发病率 17/10 万，主要累及 20～50 岁男性。城市男性 50～60 岁肝硬化患者的病死率高达 112/10 万。

一、病因

（一）病毒性肝炎

乙型、丙型和丁型肝炎病毒引起的肝炎均可进展为肝硬化，大多数患者经过慢性肝炎阶段。急性或亚急性肝炎如有大量肝细胞坏死和纤维化可以直接演变为肝硬化。我国的肝硬化患者有一半以上是由乙肝病毒引起。慢性乙型肝炎演变为肝硬化的年发生率为 0.4%～14.2%。病毒的持续存在、中度到重度的肝脏坏死炎症以及纤维化是演变为肝硬化的主要原因。乙型和丙型或丁型肝炎的重叠感染常可加速肝硬化的进展。

（二）慢性酒精性肝病

在欧美国家慢性酒精中毒为肝硬化最常见的原因（50%～90%），我国较为少见（约 10%），但近年来有升高趋势。长期大量饮酒可导致肝硬化。

（三）非酒精性脂肪性肝病

该病是仅次于上述两种病因的最为常见的肝硬化前期病变，目前有增加的趋势。危险因素有肥胖、糖尿病、高甘油三酯血症、空回肠分流术、药物、全胃肠外营养、体重极度下降等。

（四）长期胆汁淤积

包括原发性胆汁性肝硬化（PBC）和继发性胆汁性肝硬化，后者由各种原因引起的肝外胆道长期梗阻所致。高浓度胆酸和胆红素对肝细胞的毒性作用可导致肝细胞变性、坏死、纤维化，进而发展为肝硬化。

（五）药物或毒物

长期服用对肝脏有损害的药物如甲氨蝶呤、异烟肼等或长期反复接触化学毒物如砷、四氯化碳等，均可引起药物性或中毒性肝炎，最后演变为肝硬化。

（六）肝脏血液循环障碍

慢性右心心力衰竭、慢性缩窄性心包炎和各种病因引起的肝静脉阻塞综合征（柏-卡综合征）、肝窦阻塞综合征（HSOS）（又称肝小静脉闭塞病，HVOD）引起肝内长期淤血、缺氧，导致肝小叶中心区肝细胞坏死、纤维化，演变为肝硬化。

（七）遗传和代谢性疾病

由遗传和代谢疾病的肝脏病变发展成肝硬化，又称代谢性肝硬化。在我国，以由铜代谢障碍所致的肝豆状核变性（Wilson 病）最为常见。西方国家较为常见的是由铁代谢障碍引起的血色病和α_1-抗胰蛋白酶（α_1-antitrypsin，α_1-AT）基因异常引起α_1-AT 缺乏症。酪氨酸代谢紊乱造成酪氨酸血症以及肝糖原贮积症等都可引起肝硬化。

（八）免疫紊乱

自身免疫性肝炎最终可发展为肝硬化。

（九）血吸虫病

血吸虫卵在门静脉分支中堆积，造成嗜酸性粒细胞浸润、纤维组织增生，导致窦前区门静脉高压，在此基础上发展为血吸虫性肝硬化。

（十）隐源性肝硬化

由于病史不详，组织病理辨认困难、缺乏特异性的诊断标准等原因未能查出病因的肝硬化，占 5%～10%。其他可能的病因包括营养不良、肉芽肿性肝损害、感染等。

二、发病机制

上述各种病因引起肝脏的持续损伤，刺激肝内巨噬细胞（库普弗细胞）和 T 淋巴细胞，通过分泌细胞因子或炎症介质（如 TGF-β、PDGF、IL-6 和 IL-1 等）促进肝星形细胞（HSC）的活化、增殖、迁移和存活。HSC 活化为肌成纤维细胞，分泌胶原。细胞外间质（ECM）成分合成增加、降解减少，总胶原量增加为正常时的 3～10 倍，同时其成分发生变化、分布改变。胶原在 Disse 间隙沉积，导致间隙增宽，肝窦内皮细胞下基底膜形成，内皮细胞上窗孔的数量和大小减少，甚至消失，形成弥漫性屏障，称为肝窦毛细血管化。肝细胞表面绒毛变平以及屏障形成，肝窦内物质穿过肝窦壁到肝细胞的转运受阻，直接扰乱肝细胞功能，导致肝细胞的合成功能障碍。肝窦变狭窄、肝窦血流受阻、肝内阻力增加影响门静脉血流动力学，造成肝细胞缺氧和养料供给障碍，加重肝细胞坏死，使始动因子得以持续起作用。肝细胞广泛坏死、坏死后的再生以及肝内纤维组织弥漫增生，导致正常肝小叶结构的破坏。肝实质结构的破坏能引起肝内血管分流，如从门静脉分支到肝静脉的短路，肝硬化时约 1/3 的肝血流分流，加重了肝细胞的营养障碍。纤维隔血管交通吻合支的产生和再生结节压迫以及增生的结缔组织牵拉门静脉、肝静脉分支，造成血管扭曲、闭塞，使肝内血液循环进一步障碍，增生的结缔组织不仅包绕再生结节，并将残存的肝小叶重新分割，形成假小叶。假小叶的肝细胞没有正常的血流供应系统，可再发生坏死和纤维组织增生。如此病变不断进展，肝脏逐渐变形、变硬，功能进一步减退，形成肝硬化。以上病变也是造成硬化的肝脏进一步发生肝功能不全和门静脉高压的基础。近年来研究提示，肝纤维化是细胞外基质（ECM）合成与降解失衡的动态过程，通过病因治疗肝纤维化及早期肝硬化是可以逆转的。

三、病理和病理生理

（一）病理

1.肝脏

病理特点是在肝细胞坏死基础上，小叶结构塌陷，弥漫性纤维化以及肝脏结构的破坏，代之以纤维包绕的异常的肝细胞结节（假小叶）和肝内血管解剖结构的破坏。按结节形态将肝硬化分为三类。

（1）小结节性肝硬化：酒精性、胆汁淤积性、血色病和淤血性肝硬化常属此型。肉眼可见肝脏体积有不同程度缩小、质量减轻、硬度增加。肝包膜增厚，表面高低不平，呈弥漫细颗粒状，颗粒大小相等，直径<3mm，结节间有纤细的灰白色结缔组织间隔。光镜下可见正常肝小叶结构破坏，肝实质被纤维间隔分为圆形或类圆形的肝细胞集团，称为假小叶。中央静脉位置不在小叶中央，可缺如或增多。

（2）大结节性肝硬化：是在肝实质大量坏死基础上形成的，慢性乙型肝炎和丙型肝炎基础上的肝硬化、Wilson病大多属此型。肝体积大多缩小变形，质量减轻，表面有大小不等结节和深浅不同塌陷区，结节直径>3mm，也可达5cm或更大，纤维间隔粗细不等，一般较宽。光镜下可见到大小不等、形态不规则的假小叶被厚实但宽度不等的纤维隔分割结缔组织中有时见到几个汇管区挤在一起，常伴假胆管增生和单个核细胞浸润。

（3）大小结节混合性肝硬化：大结节与小结节比例相同，α1-AT缺乏症属此型。部分Wilson病和乙型肝炎引起的肝硬化也属此型。

由于在肝硬化进程中，小结节性肝硬化可以进展为大结节性，病理分类并不能对病因提供特异性诊断，因此，大部分已摒弃。

2.脾

常中等度肿大，门静脉压增高造成脾慢性淤血，脾索纤维组织增生。镜检可见脾窦扩张，窦内的网状细胞增生和吞噬红细胞现象。脾髓增生，脾动脉扩张、扭曲，有时可发生粥样硬化。脾静脉曲张，失去弹性，常合并静脉内膜炎。

3.胃肠道

门静脉高压导致食管、胃底和直肠黏膜下层静脉曲张、淤血，进而破裂而大量出血。胃黏膜血管扩张、充血形成门脉高压性胃病。肝硬化合并消化性溃疡者，并不少见。肠道也可以有异位静脉曲张，导致出血。

4.肾脏

慢性乙型肝炎肝硬化常可由于HBV抗原-抗体循环免疫复合物形成的免疫损伤，造成膜性、膜增殖性和系膜增殖性肾小球肾炎及肾小球硬化。门静脉高压和腹水形成后，有效血容量不足导致肾小球入球动脉出现痉挛性收缩，初期可仅有血流量的减少而无显著的病理改变，但病变持续发展则可导致肾小管变性、坏死。持续的低血钾和肝功能失代偿期，胆红素在肾小管沉积，胆栓形成，也可引起肾小管变性、坏死，并导致急性肾损伤。

5.内分泌腺

睾丸、卵巢、肾上腺皮质、甲状腺等常有萎缩及退行性变。

（二）病理生理

1.门静脉高压症

临床上常用肝静脉楔入压与游离压之差即肝静脉压力梯度（HVPG）来定量表示窦性门静脉高压的程度。门静脉压力持续升高（HVPG≥6mmHg）为门静脉高压症。门静脉压力取决于门静脉血流量和门静脉阻力。肝硬化时门静脉阻力增加是门静脉高压发生的始动因子；而门静脉血流的增加是维持和加剧门静脉高压的重要因素，肝硬化引起的门脉高压是窦性和窦后性的。

（1）门静脉阻力增加：主要由肝结构改变相关的机械因素引起（占70%）。包括肝窦毛细血管化导致肝窦顺应性减少；胶原在 Disse 间隙沉着使肝窦变狭窄，以及再生结节压迫肝窦和肝静脉系统导致肝窦及其流出道受阻均引起门静脉血管阻力的增加。另有30%是可调控的因素，如肝窦内内皮素增加和一氧化氮（NO）减少引起肝星形细胞收缩、5-羟色胺（5-HT）等缩血管激素作用于门脉上受体导致的血管阻力增加和对α-肾上腺素能刺激反应性增强。

（2）门静脉血流量增加：肝硬化时肝脏对去甲肾上腺素等物质清除能力降低以及交感神经兴奋，使心脏收缩增加，心排血量增加，又由于胰高糖素和 NO 增加，其扩血管作用以及对缩血管物质 G 蛋白依赖的传导途径损害，造成了血管对缩血管物质的低反应性，导致内脏小动脉扩张，形成肝硬化患者的内脏高动力循环。此时内脏血管充血，门静脉血流量增加，静脉压力持续升高，形成门静脉高压症。

（3）门静脉高压的后果

1）侧支循环形成：门静脉高压时形成侧支循环来降低门脉压力，因此在门静脉与腔静脉之间形成许多交通支。这些交通支开放后，出现血流方向的改变，静脉扩张和纡曲。此时门静脉血可不经肝，通过侧支经腔静脉直接回右心。

主要的侧支循环如下。

①食管下段和胃底静脉曲张：门静脉血液通过胃左和胃短静脉、胃食管静脉回流到奇静脉。由于食管下段黏膜下静脉缺乏结缔组织支持，曲张静脉突出于食管腔内，该静脉距门静脉主干最近，最直接持续受门静脉高压影响。当 HVPG≥10mmHg，可产生静脉曲张，当 HVPG≥12mmHg 时可能发生出血。HVPG≥20mmHg 出血不易控制。食管静脉的局部因素决定了出血的危险性，包括曲张静脉的直径、静脉壁的厚度、曲张静脉内与食管腔之间的压力梯度。而出血的严重度则取决于肝脏失代偿程度、血液凝固功能障碍程度、门静脉压力和曲张静脉的粗细。门静脉高压导致的胃底静脉曲张及胃底黏膜血管扩张充血、黏膜水肿糜烂（门静脉高压性胃病）也是引起上消化道出血的重要原因。

②腹壁静脉显露和曲张：门静脉高压时脐静脉重新开放，通过腹壁上、下静脉回流，形成脐周和腹壁静脉曲张。脐静脉起源于肝内门静脉左支，因此肝外门静脉阻塞时无脐静脉开放，亦无腹壁静脉曲张。

③直肠下端静脉丛：肠系膜下静脉分支痔上静脉与回流髂静脉的痔中、下静脉吻合，形成肛管直肠黏膜下静脉曲张，易破裂产生便血。此外，所有腹腔脏器与腹膜后或腹壁接触、黏着的部位，均可能有侧支循环的建立。

侧支循环建立后不仅可引起消化道出血，还由于大量门静脉血不经肝脏而流入体循环，一方面使肝细胞营养进一步障碍，坏死增加，代谢障碍；另一方面对毒素清除减少，易产生内毒素血症和引起肝性脑病，内毒素血症可促使 NO 合成增加，进一步加重高动力循环。门静脉高压引起的胃肠道淤血、胃肠黏膜水肿可引起胃肠道分泌吸收功能紊乱，产生食欲减退、消化吸收不良、腹泻、营养不良等后果。

2）脾大：门静脉高压时脾淤血肿胀，可引起脾功能亢进。表现为外周血红细胞、白细胞和血小板降低，加上患者由于肝细胞合成功能障碍，血液凝固因子尤其是[凝血]因子II合成减少，患者易有出血倾向。

2.腹水

（1）腹水形成机制：液体潴留在腹腔形成腹水，是多种因素综合作用的结果。门静脉高压是引起腹水的主要原因，血清白蛋白减少导致的胶体渗透压降低是引起腹水的重要因素。内脏动脉扩张导致有效动脉循环血容量下降，激活交感神经系统、肾素-血管紧张素-醛固酮系统，造成肾血管收缩，是最终造成水和电解质失衡的原因。

①门静脉压力增高：正常时肝窦压力十分低（0～2mmHg），门静脉高压时，肝窦静水压升高（门静脉压力≥12mmHg，是腹水形成的基本条件），大量液体流到 Disse 间隙，造成肝脏淋巴液生成过多。肝硬化患者常为正常人的 20 倍，当胸导管不能引流过多的淋巴液时，则从肝包膜直接漏入腹腔形成腹水。肝窦压升高还可引起肝内压力受体激活，通过肝肾反射，减少肾对钠的排泄，加重了水钠潴留。

②内脏动脉扩张：肝硬化早期阶段，内脏血管扩张，通过增加心排血量和心率等，将有效血容量维持在正常范围。肝硬化进展期，内脏动脉扩张更明显，导致有效动脉循环血容量明显下降，动脉压下降，进而激活交感神经系统、肾素-血管紧张素-醛固酮系统、增加抗利尿激素（ADH）释放来维持动脉压，造成肾血管收缩和水钠潴留。门脉高压与内脏血管扩张相互作用，改变了肠道的毛细血管压力和通透性，有利于液体在腹腔积聚。

③血浆胶体渗透压降低：肝硬化患者摄入减少，肝储备功能下降，合成白蛋白的能力下降，导致血浆白蛋白降低，进而血浆胶体渗透压降低，大量的液体进入组织间隙，形成腹水。

④其他因素：肝硬化患者的内毒素血症和炎症也可导致毛细血管通透性增加。血浆中心钠素相对不足和机体对其敏感性降低、雌激素灭活减少、抗利尿激素分泌增加导致的排水功能障碍和前列腺素分泌减少，造成肾血管收缩，肾脏灌注量下降，肾血流量重新分布，均与腹水的形成和持续存在有关。

腹水可经壁腹膜吸收，最大速率 900mL/d，吸收的腹水经肠淋巴管引流或经内脏毛细血管重吸收。由于淋巴系统已超负荷，内脏毛细血管循环因 Starling 力的作用吸收有限，加上肝硬化患者常有腹膜增厚，吸收率下降。腹水生成增加而吸收下降，使腹水逐渐增多。

（2）自发性细菌性腹膜炎形成机制：在腹腔内无感染源的情况下，腹水自发性感染导致自发性细菌性腹膜炎（SBP）和内毒素血症。肝硬化患者肠道细菌过度生长和肠壁通透性增加，肠壁局部免疫防御功能下降，使肠腔内细菌发生易位经过肠系膜淋巴结进入循环系统产生菌血症。由于患者单核-吞噬细胞系统活性减弱以及腹水中调理素、免疫球蛋白、补体及白蛋白下降导致腹水感染。

3.内分泌变化

（1）主要表现为性激素紊乱：由于肝细胞功能衰竭以及门体分流使主要在肝脏灭活的雌激素水平增高，在外周组织如皮肤、脂肪组织、肌肉中雄激素转换为雌激素的转换率增高。患者出现肝掌、蜘蛛痣以及男性乳房发育。

（2）甲状腺激素：肝硬化患者血清总 T_3、游离 T_3 减低，游离 T_4 正常或偏高，严重者 T_4 也降低。上述改变与肝病严重程度之间具有相关性。由于肝病时 5'脱碘酶活性降低，T_4 转化为 T_3 减少，反 T_3（rT_3）形成增加，临床上可致生化性低 T_3 综合征。此外，肝硬化血氨增高时，多巴胺类物质减少，可使 TSH 水平增高。

4.呼吸系统

（1）肝性胸腔积液：肝硬化腹水患者常伴胸腔积液，其性质与腹水相同，称为肝性胸水。其发生机制可能由于腹压增高，膈肌腱索部变薄，形成胸腹间通道。由于胸腔负压，腹水由孔道进入胸腔。也可能与低蛋白血症引起胸膜毛细血管胶体渗透压降低，胸腔积液滤出增加，吸收降低以及奇静脉、半奇静脉压力增高、肝淋巴回流增加，导致胸膜淋巴管扩张、淤积、破坏，淋巴液外溢形成胸腔积液有关。胸腔积液以右侧多见。

（2）门脉性肺动脉高压：门脉高压患者中 2%~5%有继发性肺动脉高压，称为门脉性肺动脉高压。由于肺动脉收缩、肺动脉内膜纤维化和微小血栓形成所致。

（3）肝肺综合征：肝肺综合征（HPS）是进展性肝病、肺内血管扩张、低氧血症/肺泡-动脉氧梯度增加（>20mmHg）组成的三联征，肝脏对肺部扩血管活性物质灭活能力降低和肺部 NO 增多，引起肺血管阻力降低，出现肺内血管尤其是肺前毛细血管或毛细血管扩张、使氧分子难以弥散到毛细血管中去，难以与血红蛋白氧合，引起低氧血症/肺泡-动脉氧梯度增加。

5.泌尿系统

由于肾血管的极度收缩导致的肾皮质灌注不足导致急性肾损伤称肝肾综合征（HRS），是终末期肝硬化最常见且严重的并发症。肝硬化患者肝窦压升高，NO 增加，造成内脏动脉扩张，有效血容量不足，反射性激活肾素-血管紧张素和交感系统产生肾动脉极度收缩，造成肾内血供过度不足，产生 HRS。肝肾综合征时，患者虽然有肾功能不全，但是肾脏可无组织学上改变，是可逆的循环相关性肾功能损伤。

6.血液系统

常表现为门静脉高压导致的脾肿大和脾功能亢进。外周血全血细胞减少。由于肝脏合成障碍导致血液凝固因子合成减少，[凝血]因子Ⅱ时间延长。血小板有质与量的降低，因此，患者常有贫血及出血倾向。

7.心血管系统

心排血量和心率增加、内脏血管扩张形成高动力循环。由于β-肾上腺能受体信号传导降低，跨膜电流和电机械耦合的改变，NO 产生过多和大麻素-1 受体刺激上调出现心肌收缩和舒张功能不全，导致肝硬化性心肌病。患者在应激情况下（行创伤性措施如外科手术/TIPS），出现心脏收缩反应损害和/或舒张功能不全以及电生理异常（如 Q-T 间期延长），可发生心功能不全甚至猝死。

四、临床表现

起病常隐匿，早期可无特异性症状、体征，根据临床表现可将肝硬化分为 5 期。

（一）代偿期肝硬化

包括临床 1 期（无静脉曲张、无腹水）和临床 2 期（无腹水，内镜检查有食管静脉曲张，无出血）。10%～20%代偿期肝硬化患者可无症状，或有食欲减退、乏力、消化不良、腹泻等非特异性症状。临床 1 期表现同慢性肝炎，鉴别常需依赖肝脏病理。

（二）失代偿期肝硬化

包括临床 3 期（有腹水，伴或不伴食管静脉曲张，无出血）、4 期（食管静脉出血，伴或不伴腹水）和 5 期（出现脓毒血症或肝肾综合征）。

1.症状

除上述非特异性症状外，常见的有黄疸、瘙痒、腹胀（腹水）、腹痛（腹水感染、肝癌）、消化道出血（呕血、黑便、便血）、神志改变（肝性脑病）等。患者还可有出血倾向（牙龈、鼻腔出血、皮肤黏膜紫斑或出血点，女性常有月经过多）及内分泌系统失调（男性有性功能减退，男性乳房发育，女性常有闭经及不孕。肝硬化患者的糖尿病发病率增加，表现为高血糖、糖耐量试验异常、高胰岛素血症和外周性胰岛素抵抗。进展性肝硬化伴严重肝细胞功能衰竭患者常发生低血糖）。

2.体征

患者常呈慢性病容，面色黝黑，面部有毛细血管扩张、口角炎等。皮肤表现常见蜘蛛痣、肝掌，可出现男性乳房发育，胸、腹壁皮下静脉可显露或曲张，甚至在脐周静脉突起形成水母头，曲张静脉上可听到静脉杂音。黄疸常提示病程已达到中期，随着病变进展而加重。1/3 患者常有不规则发热，与病情活动及感染有关。腹部移动性浊音阳性。肝性胸腔积液常见于右侧（占 85%），但也有双侧（2%）甚至仅为左侧（13%）。肝性脑病时有肝臭并可以引出扑翼样震颤。

肝脏在早期肿大，晚期坚硬缩小、肋下常不易触及。胆汁淤积和静脉回流障碍引起的肝硬化晚期仍有肝大。并发肝癌时肝脏局部增大、坚硬如石。35%～50%患者有脾肿大，常为中度，少数为重度。

综上所述，肝硬化早期表现隐匿，晚期的临床表现，可以归结为：①门静脉高压的表现，如侧支循环、脾肿大、脾功能亢进、腹水等；②肝功能损害所致的蛋白合成功能降低（包括白蛋白，[凝血]因子Ⅱ）、黄疸、内分泌失调及皮肤表现等；并可出现并发症相关的临床表现。

五、实验室和辅助检查

（一）实验室检查

1.血常规

代偿期多在正常范围。失代偿期由于出血、营养不良、脾功能亢进可发生轻重不等的贫血。有感染时白细胞计数可升高，脾功能亢进者白细胞计数和血小板计数均减少。

2.尿液检查

尿常规一般在正常范围，乙型肝炎肝硬化合并乙肝相关性肾炎时尿蛋白阳性。胆汁淤积引起的黄疸尿胆红素阳性，尿胆原阴性。肝细胞损伤引起的黄疸，尿胆原亦增加。腹水患者应常规测定 24h 尿钠、尿钾。

3.粪常规

消化道出血时出现肉眼可见的黑便和血便，门静脉高压性胃病引起的慢性出血，粪隐血试验阳性。

4.肝功能试验

（1）血清胆红素：失代偿期可出现结合胆红素和总胆红素升高，胆红素的持续升高是预后不良的重要指标。

（2）血清白蛋白：肝脏是合成白蛋白的唯一场所，在没有蛋白丢失的情况（如蛋白尿）时，血清白蛋白量常能反映肝脏储备功能。在肝功能明显减退时，白蛋白合成减少。正常值为 35～55g/L，白蛋白＜28g/L 为严重下降。血清前白蛋白也由肝合成，当肝细胞受损伤尚未引起血清白蛋白下降时，血清前白蛋白则已明显下降。肝硬化患者可下降 50%左右。

（3）[凝血]因子II时间：反映肝脏合成功能，是重要的预后指标，晚期肝硬化及肝细胞损害时明显延长，用维生素 K 后不能纠正。

（4）血清酶学检查

①转氨酶：肝细胞受损时，ALT 升高，肝细胞坏死时，AST 升高。肝硬化患者这两种转氨酶不一定升高，但肝硬化活动时可升高。酒精性肝硬化患者 AST/ALT≥2。

②γ-GT：90%肝硬化患者可升高，尤其以 PBC 和酒精性肝硬化升高更明显。合并肝

癌时明显升高。

③ALP：70%的肝硬化患者可升高，合并肝癌时常明显升高。

（5）反映肝纤维化的血清学指标

①Ⅲ型前胶原氨基末端肽（PⅢP）：纤维化增加时，肝脏Ⅲ型前胶原合成增加，血清中PⅢP明显升高，主要反映活动性纤维化。

②Ⅳ型胶原：肝纤维化时可升高。

③透明质酸：肝纤维化患者血清透明质酸升高。

④层粘连蛋白：是基底膜重要成分，与肝纤维化有一定的相关性。

以上各项指标受多种因素影响，尚不能作为确诊肝纤维化的指标，联合检测具有一定的参考价值。

（6）脂肪代谢：代偿期患者血中胆固醇正常或偏低，PBC患者升高。失代偿期总胆固醇特别是胆固醇酯明显降低。

（7）定量肝功能试验：吲哚菁绿试验（ICG）通过检测肝细胞对染料清除情况以反映肝细胞储备功能，是临床初筛肝病患者较有价值和实用的试验。患者空腹静脉抽血后注射ICG 0.5mg/kg，注射后15min对侧手臂静脉血测滞留率。正常值10%以下，肝硬化患者ICG滞留率明显升高，甚至可达50%以上。其他的定量肝功能试验包括利多卡因代谢产物生成试验、氨基比林呼气试验、半乳糖耐量试验、色氨酸耐量试验、咖啡因清除试验等。

5.甲胎蛋白（AFP）

肝硬化活动时，AFP可升高。合并原发性肝癌时明显升高，如转氨酶正常AFP持续升高，需怀疑原发性肝癌。

6.病毒性肝炎标记

疑肝硬化者需测定乙、丙、丁肝炎标记以明确病因。肝硬化有活动时应作甲、乙、丙、丁、戊型标记及CMV、EB病毒抗体测定，以明确有无重叠感染。

7.血清免疫学检查

血清抗线粒体抗体（FBC患者阳性率95%）、抗平滑肌抗体、抗核抗体阳性提示自身免疫性肝病。

8.血清铜蓝蛋白

肝豆状核变性时明显降低（＜200mg/L），伴尿铜增加（＞100μg/24h），年龄＜45岁的肝功能异常患者应检查血清铜蓝蛋白排除此病。

（二）影像学检查

1.超声检查

肝硬化的声像图根据病因、病变阶段和病理改变轻重不同而有差异。超声检查可发现肝表面不光滑或凹凸不平；肝叶比例失调，多呈右叶萎缩和左叶、尾叶增大；肝实质回声不均匀增强，肝静脉管腔狭窄、粗细不等。此外，还有门静脉高压症的声像图改变，表现为脾肿大、门静脉扩张和门静脉侧支开放，部分患者还可探及腹水。多普勒检查可发现门静脉侧支开放、门静脉血流速率降低和门静脉血逆流等改变。对门静脉血栓形成和肝癌等肝硬化的并发症也有较高的诊断价值。超声造影检查对鉴别肝硬化结节和肝癌有较高的诊断价值。近年来，通过检测超声和低频弹性波的瞬时弹性记录仪可以测定肝硬度，有助早期肝硬化的诊断。

2.CT

肝硬化的影像学与超声检查所见相似，表现为肝叶比例失调、肝裂增宽和肝门区扩大，肝脏密度高低不均。此外，还可见脾肿大、门静脉扩张和腹水等门静脉高压症表现。对于肝硬化和原发性肝癌的鉴别十分有用。

3.MRI

磁共振成像除与CT相似外，对肝硬化结节与肝癌的鉴别更优于CT检查。磁共振血管成像（MRA）可代替血管造影显示门静脉血管变化和门静脉血栓。用于门静脉高压病因的鉴别以及肝移植前对门脉血管的评估。

4.放射性核素显像

经放射性核素 ^{99m}Tc-扫描测定的心/肝比值能间接反映门静脉高压和门体分流程度，对诊断有一定意义，正常值为0.26，肝硬化患者一般在0.6以上，伴门静脉高压者常＞1。

5.上消化道钡餐摄片

可发现食管及胃底静脉曲张征象，食管静脉曲张呈现虫蚀状或蚯蚓状充盈缺损，胃底静脉曲张呈菊花样缺损。但诊断的敏感性不如胃镜检查。

（三）特殊检查

1.胃镜

可直接观察并确定食管及胃底有无静脉曲张，了解其曲张程度和范围，并可确定有无门静脉高压性胃病。食管胃底静脉曲张是反映门静脉高压最可靠的指标，一旦出现曲张静脉即可诊断门静脉高压。结肠镜可在结肠发现异位静脉曲张；胶囊内镜可发现小肠异位静脉曲张，从而找出下消化道出血原因。

2.肝穿刺

超声指引下或腹腔镜直视下肝穿刺，取肝组织做病理检查，对肝硬化，特别是早期肝硬化确诊和明确病因有重要价值。[凝血]因子Ⅱ时间延长及有腹水者可经颈静脉、肝静脉做活检，安全、并发症少。

3.腹腔镜

可见肝脏表面高低不平，有大小不等的结节和纤维间隔，边缘锐利不规则，包膜增厚，脾肿大，圆韧带血管充血和腹膜血管曲张，腹水原因诊断不明确时，腹腔镜检查有重要价值。

4.门静脉测压

经颈静脉测定肝静脉楔入压和肝静脉游离压，两者差为HVPG，可代表门静脉压力。正常值≤5mmHg，食管静脉曲张伴出血者＞12mmHg。门静脉压力的测定是评价降门脉压力药物疗效的金标准。

5.腹水检查

所有首次出现腹水、进展性肝硬化或上消化道出血伴腹水者以及腹水稳定的患者病情突然恶化，都应做诊断性穿刺。目的在于明确腹水是否由肝硬化引起，如果是肝硬化腹水则应寻找是否存在导致腹水增加的原因，如SBP等。检查内容包括腹水的性质，如颜色、比重、蛋白含量、细胞分类以及腺苷脱氨酶（ADA）、血与腹水 LDH 比值、细菌培养和内毒素测定。还应测定血清-腹水白蛋白梯度（SAAG），如＞11g/L 提示腹水由肝硬化门静脉高压所致。腹水培养应在床旁进行，使用血培养瓶，包括需氧、厌氧两种培养。每个培养瓶接种的腹水至少 10mL。

六、诊断与鉴别诊断

（一）肝硬化的诊断和鉴别诊断

1.肝硬化的诊断

主要依据：①病史：存在可引起肝硬化的病因。应详细询问肝炎史、饮酒史、药物史、输血史、社交史及家族遗传性疾病史；②症状体征：根据上述临床表现逐条对患者进行检查，确定是否存在门脉高压和肝功能障碍表现；③肝功能试验：血清白蛋白降低，胆红素升高，[凝血]因子II时间延长提示肝功能失代偿，定量肝功能试验也有助于诊断；④影像学检查：B 超、CT 有助于本病诊断。完整的诊断应包括病因、病理、功能和并发症四个部分。

（1）病因诊断：明确肝硬化的病因对于估计患者预后及进行治疗密切相关。根据上述各种病因做相关检查以排除及确定病因诊断，如应做病毒性肝炎标志物排除由肝炎引起的肝硬化，怀疑 Wilson 病应由眼科检查 K—F 环，测定血清铜蓝蛋白、尿铜、血铜等。

（2）病理诊断：肝活组织检查可明确诊断及病理分类，特别在有引起肝硬化的病因暴露史，又有肝脾大但无其他临床表现、肝功能试验正常的代偿期患者，肝活检常可明确诊断。

（3）肝脏储备功能诊断：可用 Child-Pugh 分级来评定。

2.鉴别诊断

（1）肝脾大：与血液病、代谢性疾病的肝脾大鉴别。必要时做肝活检。

（2）腹水的鉴别诊断：应确定腹水的程度和性质，与其他原因引起的腹水鉴别。肝硬化腹水为漏出液，SAAG＞11g/L，腹水的总蛋白＜25g/L；合并自发性腹膜炎时腹水为渗出液，中性粒细胞增多，但 SAAG 仍＞11g/L。心源性腹水 SAAG＞11g/L，但是腹水的总蛋白＞25g/L。结核性和肿瘤性腹水 SAAG＜11g/L。结核性腹膜炎为渗出液伴 ADA 增高。肿瘤性腹水比重介于渗出液和漏出液之间，腹水 LDH/血 LDH＞1，可找到肿瘤细胞。腹水检查不能明确诊断时，可做腹腔镜检查，常可明确诊断。

（二）并发症的诊断和鉴别诊断

1.食管胃静脉破裂出血

表现为呕血、黑便，常为上消化道大出血。在大出血暂停、血压稳定后，急症胃镜检查（一般在入院后 12～48h）可以明确出血部位和原因，鉴别是胃食管曲张静脉破裂出血还是门静脉高压性胃病或溃疡病引起。如由静脉曲张引起，需进一步检查明确静脉曲张由单纯性肝硬化引起门静脉高压还是由门静脉血栓或癌栓引起。

2.感染

发热的肝硬化患者需要确定有无感染以及感染的部位和病原。应摄胸片、做痰培养、中段尿培养、血培养，有腹水者进行腹水检查，以明确有无肺部、胆道、泌尿道及腹水感染。患者在短期内腹水迅速增加，伴腹痛、腹胀、发热、腹水检查中性粒细胞数＞$0.25×10^9$（$250/mm^3$），即可诊断 SBP。腹水和血细菌培养可阳性，常为革兰阴性菌。少数患者可无腹痛，患者可出现低血压或休克（革兰阴性菌败血症）。鉴别诊断应除外继发性腹膜炎、内脏破裂或脓肿。继发性腹膜炎的特点是腹水中性粒细胞数＞$10000/mm^3$，糖＜0.5g/L，蛋白＞10g/L，抗生素治疗无效，腹水可分离出 2 种以上病原体，以及不常见病原体如厌氧菌及真菌。

3.肝肾综合征

顽固性腹水患者出现少尿、无尿、氮质血症、低血钠、低尿钠，考虑出现肝肾综合征。国际腹水研究会推荐的诊断标准为：在没有休克、持续细菌感染、失水和使用肾毒性药物情况下，血清肌酐＞132.6μmol/L 或 24h 肌酐清除率＜40mL/min；在停用利尿药和用 1.5L 血浆扩容后，上述两项肾功能指标没有稳定持续的好转。蛋白尿＜500mg/d，超声检查未发现梗阻性泌尿道疾病或肾实质疾病。据此标准可以与急慢性肾损伤相鉴别。应当注意的是应与由于过度利尿、非甾体类消炎药、环孢素和氨基糖苷类药物的应用引起的医源性肾损伤区分开来。

4.原发性肝癌

患者出现肝肿大、肝区疼痛、有或无血性腹水、无法解释的发热要考虑此病，血清甲胎蛋白持续升高而转氨酶正常或 B 超提示肝占位病变时应高度怀疑，CT 或 MR 可确诊。

5.肝肺综合征

终末期患者出现杵状指、发绀、蜘蛛痣、立位呼吸室内空气时动脉氧分压<70mmHg 或肺泡-动脉氧梯度>20mmHg 应考虑此征。下述试验提示肺血管扩张有助于做出诊断：①超声心动图气泡造影左心房有延迟出现的微气泡（心跳 4~6 次后）；②肺扫描阳性。前者敏感性高，后者特异性高。HPS 应与肺动脉高压相鉴别，后者有进行性呼吸困难，心前区疼痛，而发绀少见、体检肺动脉瓣区第 2 音亢进，杂音向胸骨左缘传导，X 线显示心脏扩大，心脏超声提示右室肥厚，心导管检查可确诊。

6.肝硬化性心肌病

没有其他已知的心脏疾病的肝硬化患者，有隐匿性收缩功能不全，表现在运动、血容量变化、药物刺激时，心排血量的增加受阻，休息时射血分数（EF）<55%；舒张功能不全，表现为 E/A 比例<1.0、减速时间延长（>200msec）、等容舒张时间延长（>80msec）；以及有 Q-T 间期延长、左心房扩大等。

七、治疗

（一）治疗原则

肝硬化治疗应该是综合性的，首先针对病因进行治疗，如酒精性肝硬化患者必须戒酒，乙型肝炎病毒复制活跃者需行抗病毒治疗，忌用对肝脏有损害的药物。晚期主要针对并发症治疗。

（二）一般治疗

1.休息

代偿期患者可参加轻工作，失代偿期尤其出现并发症患者应卧床休息。由于直立体位激活 RAAS 及交感神经系统引起肾小球滤过减少和钠潴留。因此，对于肝硬化腹水的住院患者卧床休息有一定益处。

2.饮食

肝硬化是一种慢性消耗性疾病，目前已证实营养疗法对于肝硬化患者特别是营养不良者降低病残率及死亡率有作用。没有并发症的肝硬化患者的饮食热量为126～168kJ/(kg·d)，蛋白质1～1.5g/(kg·d)，营养不良者摄入热量为168～210kJ/(kg·d)，蛋白质1～1.8g/(kg·d)。应给予高维生素、易消化的食物，严禁饮酒。可食瘦肉、河鱼、豆制品、牛奶、豆浆、蔬菜和水果。盐和水的摄入应根据患者水及电解质情况进行调整，食管静脉曲张者应禁食坚硬粗糙食物。

（三）药物治疗

1.抗病毒治疗

可以逆转肝纤维化，甚至早期肝硬化。

代偿期乙肝肝硬化患者HBVDNA≥10^4copies/mL（ALT可正常）或HBVDNA<10^4copies/mL（但可以检测到）伴ALT升高，均应抗病毒治疗。治疗目标是延缓和降低肝功能失代偿和HCC的发生。失代偿期乙肝肝硬化患者抗病毒指征为HBVDNA阳性、ALT正常或升高。治疗目标是通过抑制病毒复制，改善肝功能，以延缓或减少肝移植的需求。抗病毒治疗首选抗病毒作用强、低耐药的核苷类似物，如恩替卡韦，须长期甚至终身服药。服药期间须随访。代偿期患者肝功能好的在严密监测下也可选择干扰素，疗程为1年。

代偿期丙型肝炎肝硬化患者抗病毒治疗用长效干扰素联合利巴韦林，应减少剂量并在有经验医师指导下使用。近年来研究显示，直接抗病毒药物，特别是3D方案的抗病毒作用达90%以上。

2.抗纤维化药物

有报道活血化瘀软坚的中药如丹参、桃仁提取物、虫草菌丝以及丹参、黄芪的复方制剂如扶正化瘀胶囊和复方鳖甲软肝片，有一定的抗纤维化作用。

（四）腹水

腹水患者的治疗主要是减轻由于腹水或下肢水肿给患者带来的不适并防止腹水引起的并发症，如SBP、脐疝的破裂以及进一步发展为肝肾综合征。因此，其主要目的是减少腹水以及预防复发。应测定体重、血清电解质、肾功能及 24h 尿钠、尿钾排出量，以指导治疗。

1.腹水的一般治疗

（1）控制水和钠盐的摄入：细胞外液在体内的潴留量与钠的摄入和从尿中排泄的钠平衡相关。一旦钠的排出低于摄入，腹水量会增加；相反，腹水可减少。对有轻度钠潴留者，钠的摄入量限制在 88mmol/d（5.0g 食盐）可达到钠的负平衡。应用利尿药时，可适度放开钠摄入，以尿钠排出量为给药指导。轻中度腹水在限钠饮食和卧床休息后可自行消退。稀释性低钠血症（＜125mmol/L）患者，应限制水的摄入（800～1000mL/d）。

（2）利尿药的应用：经限钠饮食和卧床休息腹水仍不消退者须应用利尿药，由于肝硬化腹水患者血浆醛固酮浓度升高，在增加肾小管钠的重吸收中起重要作用，因此利尿药首选醛固酮拮抗剂-螺内酯。开始时 60～100mg/d，早上顿服。根据利尿反应（称体重、计尿量）每 4～5 天增加 60～100mg，直到最大剂量 400mg/d。可以合用袢利尿药呋塞米，起始剂量 20～40mg/d，可增加到 160mg/d。利尿药的使用应从小剂量开始，服药后体重下降为有效（无水肿者每天减轻体重 500g，有下肢水肿者体重减轻 1000g/d）。利尿药的不良反应有水电解质紊乱、肾功能恶化、体重减轻过度、肝性脑病、男性乳房发育等。如出现肝性脑病、低钠血症（血钠＜120mmol/L），肌酐＞120mmol/L 应停用利尿药，可用胶体或盐水扩容。但须避免 24h 血钠上升＞12mmol/L。

（3）提高血浆胶体渗透压：对于低蛋白血症患者，每周定期输注白蛋白、血浆可提高血浆胶体渗透压，促进腹水消退。

（4）应避免使用非甾体类消炎药、血管紧张素酶抑制剂或血管紧张素受体抑制剂。

2.难治性腹水的治疗

对大剂量利尿药（螺内酯 400mg/d，呋塞米 160mg/d）缺少反应（无体重下降）或在小剂量利尿药时就发生肝性脑病、低钠、高钾等并发症，均属于难治性腹水，其在失代偿期肝硬化患者中的发生率为 10%。治疗首先应针对导致顽固性腹水发生的一些可逆性原因，如不适当的限钠、利尿，使用肾毒性药物，SBP，门静脉、肝静脉栓塞及未经治疗的活动性肝病。还可以用下列方法治疗。

（1）排放腹水、输注白蛋白：对于顽固性大量腹水患者，如无其他并发症（肝性脑病、上消化道出血、感染）、肝储备功能为 Child-PughA、B 级，无出血倾向（INR＜1.6，血小板计数＞50×10^9/L）可于 1～2h 内抽排腹水 4～6L，同时每升腹水补充白蛋白 6～8g，以维持有效血容量，阻断 RAAS 系统激活。一次排放后仍有腹水者可重复进行，该方法腹水消除率达 96.5%，排放腹水后应用螺内酯维持治疗。

（2）经颈静脉肝内门体分流术：经颈静脉肝内门体分流术（TIPS）可用于顽固性腹水患者，有效率为 50%～80%。术后门脉压力下降，阻断钠潴留，此外，可改善肾脏对利尿药反应。因此，可预防腹水复发；但支架阻塞可导致腹水复发。同时，术后可逆性肝性脑病的发生率为 50%～70%。因此，目前不作为首选方法，仅用于无严重肝功能衰竭，无肝性脑病，放腹水不能解决问题者。近来，有证据提示带膜支架可改善生存率。

（3）肝移植：难治性腹水患者极易并发 SBP 和肝肾综合征，一年生存率仅 25%。患者由于腹水量多，生活质量也十分差，因此是肝移植的适应证。

（4）腹腔颈静脉转流术：在不能做肝移植和 TIPS 的患者可以考虑。

（五）并发症的治疗

1.胃食管静脉破裂出血

25%～40%肝硬化患者发生胃食管静脉破裂出血，是肝硬化死亡的主要原因，应予以积极抢救。

（1）重症监护：卧床、禁食、保持呼吸道通畅、补充血液凝固因子、迅速建立静脉通道以维持循环血容量稳定，密切监测生命体征及出血情况。必要时输血，但应避免过量（HB维持在 70～80g/L 即可）。短期应用抗生素，不仅可以预防出血后感染，特别如 SBP，还可提高止血率、降低死亡率。可先予静脉用头孢曲松 1g/d，能进食时口服环丙沙星 0.4g，2 次/d，共 7d。

（2）控制急性出血

①血管活性药物治疗：一旦怀疑食管胃静脉破裂出血，应立即静脉给予下列缩血管药

物，收缩内脏血管，减少门静脉血流量，达到止血效果。诊断明确后继续用 3～5d。常用药物有 14 肽生长抑素，首剂 250μg 静脉推注，继以 250μg/h 持续静脉点滴；其同类物 8 肽（奥曲肽），首剂 100μg 静脉推注，继以 25～50μg/h 持续静脉滴注，必要时剂量加倍；三甘氨酰赖氨酸加压素（特利加压素）静脉注射，1～2mg，每 6～8h1 次；垂体后叶素（VP）0.4U/min 静脉滴注。VP 不良反应多，有腹痛、血压升高、心绞痛等，有心血管疾病者禁用。有报道单用生长抑素或特利加压素尚不能控制的急性出血，联合应用有效。

②气囊压迫术：使用三腔管对胃底和食管下段作气囊填塞。常用于药物止血失败者。压迫总时间不宜＞24h，否则易导致黏膜糜烂。这项暂时止血措施，可为急救治疗赢得时间，也为进一步做内镜治疗创造条件。

③内镜治疗：经过抗休克和药物治疗血流动力学稳定者应立即送去做急症内镜检查，以明确上消化道出血原因及部位。如果仅有食管静脉曲张，还在活动性出血者，应予以内镜下注射硬化剂止血，止血成功率为 90%。如果在做内镜检查时，食管中下段曲张的静脉已无活动性出血，可用皮圈进行套扎。胃静脉出血，宜注射组织黏合剂。

④急诊手术：上述急症治疗后仍出血不止，患者肝脏储备功能为 Child-Pugh A 级者可行断流术。

⑤介入治疗：上述患者如无手术条件者可行 TIPS 作为挽救生命的措施。术后门脉压力下降，止血效果好，但易发生肝性脑病和支架阻塞。因此较适用于准备做肝移植的患者，作为等待供肝时的过渡措施。对胃静脉曲张活动性出血，药物和内镜治疗无效时可紧急做经皮穿肝曲张静脉栓塞术。

（3）预防再出血：在第一次出血后，一年内再次出血的发生率约为 70%，死亡率为 30%～50%，因此在急性出血控制后，应采用以下措施预防再出血，内镜下套扎联合应用β受体阻滞剂是最佳选择。

①内镜治疗：首选套扎，套扎后的较小的曲张静脉可用硬化剂注射。

②药物治疗：非选择性β受体阻滞剂，常用药物为普萘洛尔，通过收缩内脏血管，降低门静脉血流量而降低门静脉压力，使用方法：从 10mg/d 开始，逐日加 10mg，直至静息时

心率下降到基础心率的 75%，作为维持剂量，长期服用，并根据心率调整剂量。禁忌证为窦性心动过缓，支气管哮喘，慢性阻塞性肺部疾病、心力衰竭、低血压、房室传导阻滞、胰岛素依赖性糖尿病、肝硬化难治性腹水。联用扩血管药物 5-单硝酸异山梨醇，通过降低门静脉阻力，增加其降门静脉压力效果，疗效优于单用普萘洛尔。近期报道，卡维地洛 6.25～12.5mg/d 疗效优于普奈洛尔。

③外科减压：如果患者为代偿期或 Child A 级肝硬化伴脾功能亢进，在药物或内镜治疗失败时也可考虑做分流术或断流术。

④TIPS：用于药物、内镜治疗失败的反复出血的 Child-Pugh A 或 B 患者。HVPG＞20mmHg 患者的出血，不易被药物和内镜治疗控制，应在早期行 TIPS。

⑤肝移植：终末期肝病伴食管静脉反复出血者是肝移植的适应证。

（4）预防首次出血：曲张的食管静脉直径＞5mm、范围＞1/3 管腔、曲张静脉表面有红色征、Child C 级患者是出血的高危人群，首选普萘洛尔预防首次出血（用法同上）。目的是使门脉压力下降到 12mmHg 以下，或下降大于基线 20%，无效或有禁忌证者可用内镜下套扎作为替代疗法。

2.自发性细菌性腹膜炎

主要致病菌为革兰阴性菌（占 70%），如大肠埃希菌（47%）、克雷白杆菌（13%）。由于 SBP 后果严重，如临床上怀疑 SBP 或腹水中性粒细胞数＞$0.25×10^9$/L，应立即行经验性治疗，抗生素首选头孢噻肟 2g，每 8h1 次，或头孢曲松 2g，每天 1 次，在用药后 48h 再行腹水检查，如中性粒细胞数减少一半，可认为抗生素治疗有效，疗程 5～10d。已发生过一次 SBP 或腹水蛋白＜10g/L 的进展性肝硬化伴黄疸、低钠血症或肾功能不全者是复发性 SBP 的高危患者，应口服环丙沙星 400mg/d 进行预防。SBP 最严重的并发症是肝肾综合征。如果患者 Cr＞1mg/dl、BUN＞30mg/dl、SB＞4mg/dl 应在 6h 内给予白蛋白输注 1.5g/kg，48h 后 1g/（kg·24h），可预防 HRS，提高生存率。

3.肝肾综合征

治疗原则是增加动脉有效血容量和降低门静脉压力，在积极改善肝功能前提下，可采取以下措施：①早期预防和消除诱发肝肾衰竭的因素，诸如感染、出血、电解质紊乱、不适当的放腹水、利尿等。②避免使用损害肾功能的药物。③输注白蛋白 1g/（kg·24h），以后 20～40g/24h，持续 5～10d，使血 Cr<132.6μmol/L。④血管活性药物特利加压素 0.5～2mg 静注，12h 一次，通过收缩内脏血管，提高有效循环血容量，增加肾血流量，增加肾小球滤过率，阻断 RAAS 激活，降低肾血管阻力。也可用去甲肾上腺素（0.5～3mg/h）或米多君（2.5～3.75mg/d）加奥曲肽（300～600μg/d）代替特利加压素。⑤TIPS 应用对象：SB<51μmol/L、Child-Pugh<12 分、无心肺疾患和肝性脑病者。⑥肝移植。对可能发生 HRS 的高危患者如稀释性低钠血症、低血压、低尿钠患者在发生 HRS 前行肝移植。

4.肝肺综合征

内科治疗无效，TIPS 可改善患者症状，为肝移植创造条件。

（六）肝移植

1.适应证

各种原因引起的终末期肝硬化病，Child-Pugh 分数>8，并有以下一种情况者均可成为肝移植候选人：①不能控制的门脉高压性出血；②发生过自发性腹膜炎；③反复发作性肝性脑病；④顽固性腹水；⑤不可逆的影响生存质量的肝外表现如肝肺综合征、顽固性瘙痒等。

2.禁忌证

以下情况不宜做肝移植：①不能控制的全身感染如 HIV 阳性；②肝外恶性肿瘤及晚期肝恶性肿瘤；③吸毒、酗酒、不能依从术后免疫抑制剂者。

3.移植的适宜时机

终末期肝病模型（MELD）可用于评估肝病严重程度，以决定移植的优先权。识别 3 个月内死亡危险性的积分方法（积分从 6～40 分）：≤9 分，3 个月死亡率为 4%；10～19 分，3 个月死亡率为 27%；20～29 分，3 个月死亡率为 76%；30～39 分，3 个月死亡率为 83%；≥40 分，3 个月死亡率为 100%。>20 分可考虑移植。MELD 积分=9.6log（肌酐 mg/dl）+3.8（胆红素 mg/dl）+11.2log（INR）+6.4。最近有关 MELD 的系统综述结果认为对移植后死亡率的预测 MELD 并不优于 Child-Pugh 分级，认为还应增加肝性脑病和血钠两个参数，有可能提高其预测力。

4.预防原发疾病的复发

我国大多数终末期肝硬化均由 HBV 引起，为预防复发，可在移植中或移植后给予乙型肝炎免疫球蛋白（HBIG），同时在移植前开始口服核苷类似物降低病毒载量。

八、预后

肝硬化临床 1~5 期的年死亡率分别为 1%、3.4%、20%、57%、>60%。Child-Pugh 分级也与预后密切相关，1 年和 2 年的估计生存率分别为 Child-Pugh A 级 100%、85%，B 级 80%、60%，C 级 45%、35%。呕血、黄疸、感染、腹水是预后不利因素。肝移植的开展已明显地改变了肝硬化患者的预后。移植后患者一年生存率 90%、5 年 80%，生活质量大大提高。

第二节　肝性脑病

肝性脑病（HE）是一种由于急、慢性肝功能严重障碍或各种门静脉-体循环分流（简称门-体分流）异常所致的、以代谢紊乱为基础的、轻重程度不同的神经精神异常综合征。绝大多数肝硬化患者在病程中的某些阶段会出现不同程度的轻微型肝性脑病和（或）肝性脑病，是严重肝病常见的并发症及死亡原因之一。

一、病因及诱发因素

（一）导致肝功能严重障碍的肝脏疾病

各种原因引起急性肝功能衰竭及肝硬化是肝性脑病的主要原因，占 90%以上。目前，在我国引起肝功能衰竭及肝硬化的主要病因仍然是肝炎病毒，其中 HBV 占 80%~85%，其次是药物或肝毒性物质，如乙醇、化学制剂等。妊娠急性脂肪肝、自身免疫性肝病及严重感染等也可导致肝性脑病的发生。

（二）门-体分流异常

患者存在明显的门-体分流异常，可伴或不伴有肝功能障碍。

（三）其他代谢异常

尿素循环的关键酶异常或其他任何原因导致血氨升高，均可诱发肝性脑病，而肝活组织检查证实肝组织学正常。

（四）肝性脑病的诱发因素

大多数肝性脑病（包括轻微型肝性脑病）的发生均有诱因。上消化道出血、感染及电解质紊乱是常见诱因。此外还有大量放腹水、过度利尿、进食蛋白质过多、便秘、经颈静脉肝内门-体分流术（TIPS）及使用安眠药等镇静类药物。

二、发病机制与病理生理

肝性脑病（包括轻微型肝性脑病）的发病机制与病理生理较复杂。氨中毒学说依然是肝性脑病的主要机制。多种因素相互协同，共同促进了肝性脑病的发生和发展。

（一）氨中毒学说

氨中毒学说目前仍然是肝性脑病的主要发病机制。

（1）氨使星形胶质细胞合成谷氨酰胺增加，细胞变性。而脑水肿及颅内高压主要见于急性肝功能衰竭所致的肝性脑病。

（2）氨促进谷氨酸盐及活性氧释放，启动氧化应激及氮化应激反应，导致线粒体功能及脑细胞能量代谢障碍，损害细胞内信号通路，促进神经元中凋亡级联反应的发生。

（3）氨直接导致抑制性与兴奋性神经递质比例失调，最终使抑制性神经递质含量增加；改变重要基因（如细胞内信号转导蛋白、水通道 AQP4 蛋白）表达，损害颅内血流的自动调节功能。

（二）细菌感染与炎症反应

肠道细菌氨基酸代谢产物—硫醇与苯酚产生的内源性苯二氮䓬类物质，细菌色氨酸的副产物吲哚及羟吲哚等，损伤星形胶质细胞功能及影响 γ-氨基丁酸神经递质的传递。肝性脑病患者的炎性标志物水平明显增加，肿瘤坏死因子刺激星形胶质细胞释放白细胞介素（IL）

-1、IL-6 等细胞因子，而肿瘤坏死因子、IL-1 及 IL-6 都能影响血-脑屏障的完整性。

（三）γ-氨基丁酸神经递质与假性神经递质学说

γ-氨基丁酸为抑制性神经递质，增强神经元突触后膜抑制功能，产生中枢抑制效应，表现为神志改变和昏迷等。另外，血液中积蓄的苯乙胺及对羟苯乙醇胺随体循环进入脑组织，经 D 羟化酶的作用，形成苯乙醇胺和对羟苯乙醇胺假性神经递质，与正常递质去甲肾上腺素和多巴胺竞争，使其不能产生正常的生理效应，出现（神志改变）肝性脑病。

（四）其他

1.低钠血症

可导致星形胶质细胞发生氧化应激与氮化应激反应，神经细胞损伤及功能障碍，血-脑屏障通透性增加，出现脑水肿。

2.锰中毒

80%的锰沉积于大脑基底核星形胶质细胞的线粒体内，损伤线粒体功能，出现帕金森样症状。锰可兴奋星形胶质细胞膜上的转位蛋白，促进神经类固醇的合成，增强γ-氨基丁酸的作用；并且锰能产生活性氧和毒性儿茶酚胺，诱导神经细胞的凋亡和星形胶质细胞转变成Ⅱ型阿尔茨海默细胞。

3.乙酰胆碱减少

在肝硬化患者和肝硬化相关肝性脑病动物模型中发现乙酰胆碱酯酶活性增强，导致乙酰胆碱减少，与肝性脑病的发生有关。

三、临床表现和诊断

（一）临床表现与分类分级

肝性脑病的临床表现因基础肝病、肝细胞损害的轻重缓急以及诱因不同而很不一致。主要包括脑病和肝病两大方面，可出现多种临床表现。轻微型肝性脑病常无明显临床症状，只有通过神经心理测试才能发现。进一步可发展为肝性脑病。

1.肝性脑病的分类

按肝病类型可将肝性脑病分为 A 型、B 型和 C 型 3 种类型。

A型肝性脑病：发生在急性肝功能衰竭基础上，多无明显诱因和前驱症状，常在起病数天内由轻度的意识错乱迅速陷入深度昏迷，甚至死亡，并伴有急性肝功能衰竭的表现，如黄疸、出血、[凝血]因子II活动度降低等，其病理生理特征之一是脑水肿和颅内高压。

B型肝性脑病：由门-体分流所致，无明显肝功能障碍，肝活组织检查证实肝组织学结构正常。

C型肝性脑病：患者除脑病表现外，还常伴有慢性肝损伤及肝硬化等肝脏基础疾病的表现。以慢性反复发作的性格与行为改变、言语不清，甚至木僵、昏迷为特征，常伴有扑翼样震颤、肌张力增高、腱反射亢进、踝阵挛或巴宾斯基征阳性等神经系统异常表现。

2.肝性脑病的分级

目前，West-Haven分级标准应用最广泛，将肝性脑病分为0至4级。

由于West-Haven分级标准很难区别0级和1级，特别是1级肝性脑病中，欣快或抑郁或注意时间缩短等征象难以识别。近年认为，慢性肝病患者发生肝性脑病是一个连续的过程，因此又制定了称为SONIC的分级标准，即将轻微型肝性脑病和West-Haven分级1级的肝性脑病归为"隐匿性肝性脑病"，其定义为有神经心理学和（或）神经生理学异常但无定向力障碍、无扑翼样震颤的肝硬化患者。将有明显肝性脑病临床表现的患者（West-Haven分级标准中的2级、3级、4级肝性脑病）定义为"显性肝性脑病"。

（二）辅助检查

1.肝功能试验

如胆红素升高和白蛋白、[凝血]因子II活动度明显降低等，提示有肝功能严重障碍。

2.血氨

空腹静脉血氨酶法测定正常值为 $18\sim72\mu mol/L$，动脉血氨含量为静脉血氨的 $0.5\sim2.0$ 倍，空腹动脉血氨比较稳定可靠。肝性脑病尤其是门-体分流性脑病患者多有血氨增高，但是血氨水平与病情严重程度之间无确切关系。标本采集、转运方法及能否及时检测都可能影响血氨结果。因此，采集血氨标本应该注意：止血带压迫时间不可过长，采血时不能紧握拳头，标本需要低温转运并在两个小时内检测。

3.神经生理学检测

包括脑电图和脑诱发电位。脑电图反映大脑皮质功能，只有在严重肝性脑病患者中才能检测出特征性三相波，不能作为肝性脑病早期诊断的指标。诱发电位分为视觉诱发电位、听觉诱发电位和躯体诱发电位。以听觉诱发电位 P300 诊断肝性脑病的效能较高，而视觉诱发电位 P300 检测结果的可重复性差。神经生理学检测的优点是没有学习效应，结果相对特异，但缺点是需要专用设备且敏感性差，与神经心理学测试结果一致性差。不推荐用于早期肝性脑病诊断。

4.影像学检查

（1）头颅 CT 及 MRI 主要用于排除脑血管意外、颅内肿瘤等疾病，同时在 A 型肝性脑病患者可发现脑水肿。

（2）磁共振质谱分析（MRS）和功能 MRI 可获得脑内分子和功能变化的证据，诊断肝性脑病的效能尚处于研究阶段。此外，腹部 CT 或 MRI 有助于肝硬化及门-体分流的诊断。

5.神经心理学测试

对于轻微型肝性脑病的患者，神经心理学测试能发现一系列异常，主要反映注意和处理速度功能的异常。

（1）传统的纸-笔测试：维也纳第 11 届 WCOG 推荐使用肝性脑病心理学评分（PHES）诊断轻微型肝性脑病。PHES 包括 NCT-A、NCTB、DST、轨迹描绘试验和系列打点试验 5 个子测试项目。目前，国际上常用 NCT-A 及 DST 两项测试方法阳性即可诊断轻微型肝性脑病。由于 NCT-A 及 DST 受年龄和教育程度的影响，因此，测试结果要参考相应年龄和教育程度的健康对照者的结果进行判断。

（2）可重复性成套神经心理状态测验（RBANS）：是 ISHEN 指南推荐的两个神经心理测查工具之一（另一个为 PHES）；测查内容包括即时记忆、延迟记忆、注意、视觉空间能力和语言能力，已用于阿尔茨海默病、精神分裂症和伤性脑损伤的检测，并有部分研究用于等待肝移植患者，但不是专门用于肝性脑病的检测工具。ISHEN 指南指出，RBANS 与 PHES 均可用于轻微型肝性脑病的临床检测。

（三）诊断、鉴别诊断及病情评估

1.诊断要点

（1）肝性脑病的诊断主要依据急性肝功能衰竭、肝硬化和（或）广泛门-体分流病史、神经精神异常的表现及血氨测定等辅助检查，并排除精神疾病、代谢性脑病、颅内病变和中毒性脑病等，提示肝性脑病。

（2）West-Haven 分级标准是目前应用最广泛的肝性脑病严重程度分级方法，对 3 级以上者可进一步采用 Glasgow 昏迷量表评估昏迷程度。

（3）肝性脑病多有血氨增高，应严格标本采集，转运及检测程序以确保结果的准确性。

（4）头颅 CT 和 MRI 等影像学检查主要用于排除脑血管意外、脑肿瘤等其他导致神经精神状态改变的疾病；腹部 CT 或 MRI 有助于肝硬化及门-体分流的诊断。

（5）轻微型肝性脑病的诊断目前主要依靠神经心理学测试，其中 NCT-A 及 DST 两项均阳性可诊断轻微型肝性脑病。

2.需要鉴别诊断的主要疾病

（1）精神疾病：以精神症状如性格改变或行为异常等为唯一突出表现的肝性脑病易被误诊为精神疾病。

（2）中毒性脑病：包括酒精性脑病或酒精戒断综合征、急性中毒、重金属（汞、锰等）脑病等。可通过追寻相应病史和（或）相应毒理学检测进行鉴别诊断。

（3）其他代谢性脑病：包括酮症酸中毒、低血糖症、低钠血症，肾性脑病、肺性脑病及韦尼克脑病等。可通过对相应的原发疾病及其血液生物化学特点进行分析，做出鉴别诊断。

（4）颅内病变：包括蛛网膜下腔、硬膜外或脑内出血，脑梗死，脑肿瘤，颅内感染及癫痫等。通过检查神经系统定位体征，结合影像学、脑电图等检查做出相应诊断。

四、治疗

肝性脑病是肝病患者主要死亡原因之一，早期识别、及时治疗是改善其预后的关键。寻找及去除诱因是治疗肝性脑病/轻微型肝性脑病的基础，应从多个环节采取综合性治疗措施。

（一）寻找和去除诱因

对于有肝性脑病的肝硬化患者，应积极寻找感染源，尽早开始经验性抗生素治疗。对于上消化道出血，应使用药物、内镜或血管介入等方法止血，并清除胃肠道内的积血。过度利尿引起的容量不足性碱中毒和电解质紊乱也会诱发肝性脑病；此时应暂停利尿药，并适当补充液体及白蛋白，纠正电解质紊乱。对于便秘可增加氨从胃肠道吸收的时间，故应保持患者排便通畅，首选能降低肠道 pH 的通便药物。

对于正在使用镇静药的慢性肝病患者，根据患者具体情况考虑暂停或减少药物剂量。对于肝性脑病患者出现严重精神异常表现，如狂躁、危及自身或他人安全及不能配合治疗者，适当应用镇静药有利于控制症状，但药物选择和剂量需个体化，应充分向患者家属告知其利弊和潜在风险，并获得知情同意。A 型肝性脑病往往需要对脑水肿采取治疗措施。

（二）肝性脑病/轻微型肝性脑病常用的治疗药物

1.乳果糖和拉克替醇（又称乳梨醇）

是肠道不吸收双糖，能酸化肠道，减少氨的吸收。乳果糖是治疗肝性脑病的一线药物，被推荐作为治疗肝性脑病新型药物随机对照临床试验的标准对照药物。其不良反应少，不吸收双糖的杂糖含量低（2%），有糖尿病或乳糖不耐受者亦可应用，但有肠梗阻时禁用。乳果糖常用剂量为每次口服 15～30mL，2～3 次/d，以每天产生 2～3 次、pH<6 的软便为宜。当无法口服时，可保留灌肠给药。拉克替醇推荐的初始剂量为 0.6g/kg，分 3 次于就餐时服用。以每天排软便 2 次为标准来增减本药的服用剂量。

2.肠道非吸收抗生素

肠道微生物在肝性脑病/轻微型肝性脑病发病中有重要作用。口服抗生素可减少肠道中产氨细菌的数量，有效治疗肝性脑病。非氨基糖苷类抗生素利福昔明晶型是利福霉素的衍生物，肠道几乎不吸收，可广谱、强效地抑制肠道内细菌生长，已被美国 FDA 批准用于治疗肝性脑病，口服剂量为 550mg，2 次/d。我国批准剂量为 400mg/次，每 8 小时口服 1 次。

3.门冬氨酸-鸟氨酸（LOLA）

LOLA 可增加氨基甲酰磷酸合成酶及鸟氨酸氨基甲酰转移酶的活性，促进脑、肝、肾利用氨合成尿素和谷氨酰胺，从而降低血氨。本药可口服或静脉注射。临床研究显示，与安慰剂对照组相比，静脉注射 LOLA 可明显降低肝性脑病患者空腹血氨、餐后血氨，并改善其精神状态分级。

4.支链氨基酸

口服或静脉输注以支链氨基酸（BCAA）为主的氨基酸混合液，可纠正氨基酸代谢不平衡，并曾认为 BCAA 可抑制大脑中假性神经递质的形成。

5.微生态制剂

益生菌可显著降低难治性肝性脑病的发生率。可以改善肠上皮细胞的营养状态、降低肠道通透性，从而减少细菌移位和内毒素血症的发生，并可改善高动力循环状态；还可减轻肝细胞的炎性反应和氧化应激，从而增加肝脏的氨清除，且患者的安全性、耐受性良好，可长期应用。

（三）肝脏移植

存在肝功能衰竭的患者，推荐紧急治疗同时考虑肝移植。

（四）其他辅助治疗方法

人工肝支持系统可降低血氨、炎性反应因子、胆红素等毒素。有助于改善肝功能衰竭患者肝性脑病的临床症状，但应注意防治相关并发症。这些治疗方法需要有经验的专科医师操作指导，并且需获得患者及家属的知情同意。

目前临床用于辅助治疗肝性脑病的非生物型人工肝方法主要包括：血浆置换、血液灌流、血液滤过、血液滤过透析、血浆滤过透析、分子吸附再循环系统（MARS）、部分血浆分离和吸附系统等，这些治疗模式在不同程度上有效清除血氨、炎性反应因子、内毒素及胆红素等，改善肝功能衰竭患者肝性脑病症状。

第三节　急性肝衰竭

在肝衰竭的临床表现中，急性肝衰竭有着鲜明特点，病情凶险，积极得当的治疗，急性肝衰竭相对慢加急性肝衰竭预后要好，我们有必要了解急性肝衰竭生理、病理，以及急性肝衰竭的定义和治疗。

一、肝脏的生理基础

成人肝脏质量为 1500g 左右，是腹腔中最大的内分泌器官。肝脏的血流量极为丰富，约占心排血量的 1/4。每分钟进入肝脏的血流量为 1000～1200mL。肝脏的主要功能是进行糖的分解、贮存糖原；参与蛋白质、脂肪、维生素、激素的代谢；解毒；分泌胆汁；吞噬、防御机能；制造血液凝固因子；调节血容量及水电解质平衡；产生热量等。在胚胎时期肝脏还有造血功能。肝脏的再生能力旺盛，因外伤、肿瘤，肝脏被切除一半，残留的肝脏仍能维持其功能，并在 3～8 周内长至原有大小。

（一）代谢功能

1.糖代谢

淀粉和糖类消化后变成葡萄糖经肠道吸收，肝脏将它合成肝糖原贮存起来；当机体需要时，肝细胞又能把肝糖原分解为葡萄糖供机体利用。

2.蛋白质代谢

肝脏是人体白蛋白唯一的合成器官；球蛋白、酶蛋白及血浆蛋白的生成、维持及调节都要有肝脏参与；氨基酸代谢如脱氨基反应、尿素合成及氨的处理均在肝脏内进行。

3.脂肪合成、维生素代谢、激素灭活

三个过程均需要肝脏来完成。

（二）胆汁生成和排泄

肝细胞制造、分泌的胆汁，经胆管输送到胆囊，胆囊浓缩后排放入小肠，帮助脂肪的消化和吸收。

（三）解毒作用

人体代谢过程中所产生的一些有害废物及外来的毒物、毒素、药物的代谢和分解产物，均在肝脏解毒。

（四）免疫功能

肝脏是最大的网状内皮细胞吞噬系统，它能通过吞噬、隔离和消除入侵和内生的各种病原微生物。

（五）血液凝固功能

血凝因子几乎由肝脏参与制造，血凝因子Ⅱ、Ⅶ、Ⅸ、Ⅹ在肝脏生成，肝脏在人体血液凝固和抗凝两个系统的动态平衡中起着重要的调节作用。

二、病理表现

急性肝衰竭是肝细胞呈一次性弥漫性大片融合性坏死，坏死面积大于肝实质 2/3，坏死区域可见胆汁淤积。坏死区仅留下原有的网状支架，网眼中充满红细胞而使坏死区呈红色，红色区恰为大块性坏死的结果，故称为"急性红色肝坏死"更能反映病变的本质。坏死自小叶中央静脉开始，向四周扩延，仅小叶周边留有少部分变性的肝细胞。肝窦明显扩张充血并出血，坏死区库普弗细胞增生肥大，小叶内及汇管区有淋巴细胞和巨噬细胞为主的炎细胞浸润，残留的肝细胞再生现象不明显。急性肝衰竭也可以存在亚大块性坏死，或桥接坏死。坏死面积大于肝实质的 2/3 者，多不能存活；反之，肝细胞保留 50%以上的，肝细胞虽有变性及肝功能障碍，度过急性阶段后肝细胞再生迅速，可望恢复。如发生弥漫性小泡性脂肪变性，预后往往较差。

三、急性肝衰竭的定义

肝衰竭是临床常见的严重肝病症候群，病死率极高。多年来，对肝衰竭的定义、病因、分类、诊断和治疗、预后等问题医学界不断进行探索，2012 年，中华医学会感染病学分会肝衰竭与人工肝学组和中华医学会肝病学分会重型肝病与人工肝学组对我国的《肝衰竭诊疗指南》进行更新。肝衰竭定义是多种因素引起的严重肝脏损害，导致其合成、解毒、排泄和生物转化等功能发生严重障碍或失代偿，出现以血液凝固功能障碍、黄疸、肝性脑病、腹水等为主要表现的一组临床症候群。急性肝衰竭是其中重要的一型。急性肝衰竭（AHF）是急性起病，2周内出现II度及以上肝性脑病（按IV度分类法划分）并有以下表现者：①极度乏力，有明显厌食、腹胀、恶心、呕吐等严重消化道症状；②短期内黄疸进行性加深；③出血倾向明显，血浆[凝血]因子II活动度（PTA）≤40%（或INR≥1.5），且排除其他原因；④肝脏进行性缩小。其中血浆[凝血]因子II活动度（PTA）≤40%（INR≥1.5）是特别重要指标。

四、急性肝衰竭的病因

急性肝衰竭发生机制复杂，被认为受到不同的细胞死亡模式平衡的影响，因病因的不同相关。急性肝衰竭的病因，在美国近50%由对乙酰氨基酚中毒所致，在我国，38.2%～83.6%HBV感染占主导地位；6.8%～36.95%为病因不明；5.0%～22.75%由药物引起；其中中草药超过抗结核药；我国以抗结核药和抗甲状腺药合用时病情严重。还可以见到戊型肝炎、自身免疫性肝炎、妊娠急性脂肪肝、甲型病毒性肝炎、毒蕈中毒、巨细胞病毒、EB病毒等病毒感染导致的急性肝衰竭。

（一）急性肝衰竭

乙型：乙型肝炎呈世界性流行，但不同地区HBV流行的强度差异很大。据世界卫生组织报告，全球约20亿人曾感染过HBV。2006年我国乙型肝炎流行病学调查表明，全国1～59岁一般人群HBsAg携带率为7.18%，5岁以下儿童的HBsAg携带率仅为0.96%。HBV是血源传播性疾病，主要经血、母婴传播及性接触传播。由于对献血员实施严格的HBsAg筛查，经输血或血液制品引起的HBV感染已经较少发生；经破损的皮肤黏膜传播的，主要是由于使用未经严格消毒的医疗器械、侵入性诊疗操作和手术，不安全注射特别是注射毒品等；其他如修足、文身、扎耳环、共用剃须刀和牙刷等也可传播。感染HBV后，病毒在6个月内被清除者称为急性HBV感染。感染时的年龄是影响急性或慢性化的最主要因素。在围生（产）期和婴幼儿时期感染HBV者中，很少形成急性感染，分别有90%和25%～30%将发展成慢性感染。其HBV感染的自然史一般可分为3个期，即免疫耐受期、免疫清除期和非活动或低（非）复制期。免疫耐受期的特点是：HBV复制活跃，血清HBsAg和HBeAg

阳性，HBVDNA 滴度较高（＞105 拷贝/mL），血清丙氨酸氨基转移酶（ALT）水平正常，肝组织学无明显异常。这就是临床上常见的慢性 HBV 携带。在青少年和成人期感染 HBV 者中，一般无免疫耐受期，90%～95%为急性乙型肝炎，极少数可以发生急性肝衰竭。

（二）药物性肝炎和药物性急性肝衰竭

中草药现已发现至少有 60 种以上可以引起肝脏损害。这与中药组方复杂、作用机制不明以及用药不当相关，药物性肝炎和药物性肝衰竭应该高度重视。

五、急性肝衰竭的治疗

目前，急性肝衰竭的治疗取得了巨大进步，但内科治疗尚缺乏特效药物和手段。原则上强调针对不同病因采取相应的病因治疗和综合治疗措施，并积极防治各种并发症。有条件者早期进行人工肝治疗，视病情进展情况进行肝移植。

（一）一般支持治疗

卧床休息，减少体力消耗；加强病情监测处理；建议完善监控检查；推荐肠道内营养，包括高碳水化合物、低脂、适量蛋白饮食，提供常规的每千克体质量 35～40kcal 总热量。出现肝性脑病患者，需要限制经肠道蛋白摄入。积极纠正低蛋白血症，补充白蛋白或新鲜血浆，并酌情补充血液凝固因子、维生素。注意稳定内环境，强调护理：翻身、拍背、口腔护理、肠道管理。

（二）病因治疗

1.肝衰竭

乙型：目前针对 HBV 感染所致的患者，对 HBVDNA 阳性的肝衰竭患者，无论其检测出的 HBV 的 DNA 滴度高低，建议立即使用核苷（酸）类药物抗病毒治疗。使用核苷（酸）类药物适应证是 HBV 血清学标志物阳性即可。在我国上市的核苷（酸）类药物中，拉米夫定、恩替卡韦、替比夫定、阿德福韦酯等均可有效降低 HBVDNA 水平，降低肝衰竭患者的病死率。其中前三种更加强效快速，而阿德福韦酯则较为慢速。随着替诺福韦的上市，将可增加一种良好选择。甲型、戊型病毒性肝炎引起的急性肝衰竭，目前尚未证明病毒特异性治疗有效。对确定或疑似疱疹病毒或水痘-带状疱疹病毒感染引发的急性肝衰竭患者，可使用阿昔洛韦（5～10mg/kg，每 8 小时静脉滴注）治疗，并应考虑进行肝移植。

2.药物性肝损伤所致急性肝衰竭

应停用所有可疑的药物，追溯过去 6 个月服用的处方药、中草药、非处方药、膳食补充剂的详细信息（包括服用、数量和最后一次服用的时间）。尽可能确定药物的成分。N-乙酰半胱氨酸（NAC）对药物性肝损伤所致急性肝衰竭有效。怀疑对乙酰氨基酚（APAP）中毒的急性肝衰竭患者也要应用 N-乙酰半胱氨酸。必要时给予人工肝吸附治疗。对于非 APAP 引起的急性肝衰竭患者，应用 NAC 亦可改善结局。确诊或疑似毒蕈中毒的急性肝衰竭患者，可考虑应用青霉素 G 和水飞蓟素。

（三）人工肝支持系统

人工肝支持是治疗肝衰竭有效的方法之一，其治疗机制是基于肝细胞的强大再生能力，通过一个体外的机械、理化和生物装置，清除各种有害物质，补充必需物质，改善内环境，暂时替代衰竭肝脏的部分功能，为肝细胞再生及肝功能的恢复创造条件，或等待机会进行肝移植。

（四）干细胞治疗或人工肝联合干细胞治疗肝衰竭

干细胞治疗肝衰竭是新的思路与研究方向。有学者应用人工肝和干细胞治疗慢性肝衰竭，取得了一定的疗效，但仍然存在很多问题。干细胞是一类具有自我复制更新和多向分化潜能的细胞，根据干细胞所处的发育阶段可分为胚胎干细胞（ESC）和成体干细胞。由于 ESC 伦理学问题，限制了其临床应用。目前实验和临床研究中应用最多的是间充质干细胞（MSC），MSC 是一类具有自我更新、增殖和多向分化能力的多能干细胞，MSC 最初是从骨髓中分离得到，后来又从皮肤、胰腺、肝脏、脑、脐带及脂肪等多种组织中分离得到，来源丰富，但是临床应用尚未成熟。

（五）肝移植

肝移植是治疗中、晚期肝衰竭最有效的挽救性治疗手段。当前可用的预后评分系统有 MELD 等，对终末期肝病的预测价值较高，但对急性肝衰竭意义有限。各种原因所致的中晚期肝衰竭，经积极内科综合治疗和（或）人工肝治疗疗效欠佳，不能通过上述方法好转或恢复的患者可以准备肝移植。但是，难以控制的感染、难以根治的肿瘤、其他重要脏器功能衰竭是肝移植的禁忌证。对于一般年轻、其他脏器功能良好的急性肝衰竭患者，如条件成熟要积极考虑肝移植。

总之，尽管对急性肝衰竭的认识和治疗已取得了较大进展，因其病死率高，仍需要积极探索和研究。根据患者病情采取内科、外科、人工肝、干细胞多种治疗手段，提高疗效，降低病死率，为患者提供生存的希望。

第四章　妇产科急危重症护理

第一节　妊娠早期出血

一、流产危重情况的护理

妊娠不足 28 周、胎儿体重不足 1000g 而终止者称流产。流产分为自然流产和人工流产。其间出现的大出血、严重感染或人工流产导致的子宫穿孔等严重并发症是流产过程中的危重情况，可危及孕妇生命。

（一）分类

根据流产发生的不同阶段及特点，临床分为先兆流产、难免流产、不全流产、完全流产。不全流产和稽留流产容易导致大出血或严重的宫腔感染，严重时感染可扩展到盆腔、腹腔甚至全身，并发盆腔炎、腹膜炎、败血症及感染性休克等。

（二）临床表现

自然流产和人工流产过程中出现大量阴道流血，导致血流动力学不稳定，出现头晕、恶心、呕吐、冷汗、四肢冷、软弱无力、血压下降等周围循环衰竭和不同程度的失血性休克；严重感染者表现为腹痛、寒战、高热或体温不升，血压低、呼吸窘迫伴低氧血症，神志改变，表情淡漠或烦躁不安，尿量减少等；在行人工流产宫腔操作时，患者突然腹痛或有休克现象。

（三）治疗

止血，积极补充血容量、抗感染，去除病因，子宫穿孔必要时手术修补、止血。保护重要脏器功能，防治脑水肿、心功能不全、急性呼吸窘迫综合征、弥散性血管内凝血及急性肾功能不全。

（四）急救护理

1.护理目标

（1）控制出血，维护生命体征稳定。

（2）控制休克和感染。

（3）及时发现病情变化，保障治疗时机。

（4）维护患者舒适。

2.护理措施

（1）流产时一旦发生异常情况，立即密切监护病情，观察血压、脉搏、呼吸等生命体征的变化，注意阴道流血情况，正确估计出血量。监测神志、体温、末梢循环及腹痛等情况，帮助患者立即平卧，给予吸氧，保暖。

（2）建立有效的静脉通道，陷入失血性休克者，立即遵医嘱快速给予晶体液，做好输血准备，血液制品一旦到位立即开始输注。

（3）人工流产宫腔操作时，患者突然出现的剧烈腹痛或休克现象，考虑可能发生子宫穿孔者，在严密监测病情和补充血容量的同时，必须做好手术准备，如抽血、备皮、过敏试验，联系手术室。不全流产一经确诊，应及时做好吸宫术或钳刮术准备，以清除宫腔内残留组织。后应给予抗生素预防感染。

（4）流产感染多为不全流产合并感染。应积极控制感染，遵医嘱给予广谱抗生素，配合医师清除宫腔残留组织，待感染控制后再行彻底刮宫。若感染严重或腹、盆腔有脓肿形成时，应做好引流或切除子宫手术的术前准备。有感染性休克者，遵医嘱积极扩充血容量，保障准确、及时地使用血管活性药物和肾上腺糖皮质激素等药物，用药过程中密切观察治疗反应，及时反馈，为及时实施正确的治疗提供依据。

（5）术后密切观察生命体征、阴道流血量及子宫收缩情况。做好手术切口局部护理，观察有无渗血和红、肿、分泌物等，每日消毒并更换无菌敷料。

（6）做好基础护理，维护患者舒适。每日擦洗会阴 2 次，每次大小便后应及时清洗会阴，会阴护垫被血液或分泌物浸湿需及时更换。休克患者或需要绝对卧床者，定时帮助翻身，预防压疮。出汗后应及时擦干汗液，必要时更换衣被。

二、异位妊娠破裂出血的护理

异位妊娠破裂出血是妇产科常见的急腹症之一，若不及时诊断和积极抢救，可危及孕妇生命。正常妊娠时，受精卵着床于子宫体腔内膜。当受精卵于子宫体腔以外着床，称为异位妊娠，包括输卵管妊娠、卵巢妊娠、腹腔妊娠及宫颈妊娠等。其中以输卵管妊娠最为常见，占异位妊娠的95%左右。

（一）临床表现

输卵管妊娠的临床表现与受精卵的着床部位、有无流产或破裂以及出血量多少与久暂等有关。腹痛是输卵管妊娠患者就诊的主要症状，常表现为一侧下腹部隐痛或酸胀感，当发生输卵管破裂时，患者突感一侧下腹部撕裂样痛，常伴有恶心、呕吐、肛门坠胀感，疼痛可由下腹部向全腹部扩散，血液刺激膈肌时，可引起肩胛部放射性疼痛。常有不规则阴道流血，可伴有蜕膜管型或蜕膜碎片排出。急性大量出血及剧烈腹痛可导致晕厥与休克。

（二）治疗原则

积极补充血容量，纠治出血性休克，同时积极手术治疗，输卵管切除术适用于内出血并发休克的急症患者。

（三）急救护理

1.护理目标

（1）做好紧急手术的准备，保障患者得到及时救治。

（2）保持孕妇生命体征稳定。

（3）维护孕妇身心舒适度。

2.护理措施

（1）失血性休克的急救护理

①异位妊娠破裂患者，若出血较多可导致失血性休克，病情危急，发展迅速，患者入院后，应立即安置在抢救室，取头侧平卧位，下肢抬高20°，以增加回心血量，有利于呼吸、循环功能恢复。应分工明确，分秒必争，严密观察生命体征和病情变化，积极采取抢

救措施，并详细记录。

②保障有效的静脉补液通道，迅速扩充血容量。抢救休克的首要措施是大量输血、输液。输液的部位要选择浅表、较粗的静脉。若静脉穿刺有困难时，立即协助医师做深静脉穿刺置管。为保证液体输入量，一般需同时开放 2 条静脉，如锁骨下静脉，可供输血及测中心静脉压使用，肢体的静脉供输液和静脉用药。需快速输液时，可加压输液，每小时可输入 500～1000mL 液体。大量输液时，应监测中心静脉压（正常为 6～12cmH_2O），若＜5cmH_2O，说明液体入量仍不足，应继续加快输液速度。控制出血后 18～36h，液体开始从细胞外间隙向血管内反向转移，静脉输液速度应减慢，输液成分只需少量或不加钠盐，避免产生快速的急性高血容量，导致高血压和心肺功能衰竭。

③保持呼吸道通畅。昏迷患者舌后坠，可用舌钳夹出并于口内置放通气道以利通畅，采用呼吸机辅助呼吸者按照机械通气常规护理。给患者吸氧，改善缺氧状态。

④需手术止血者，在配合医师积极纠正休克的同时，做好术前准备。遵医嘱做药物皮试，立即送血标本至血库交叉配血，局部皮肤清洁准备，留置导尿。通知手术室。

（2）病情监测

①严密监测生命体征，每 10～15min 测 1 次血压、脉搏、呼吸，并记录。

②注意孕妇尿量，记录每小时和 24h 尿量，以协助判断组织灌注情况。

③观察阴道流血量、颜色及性状。注意腹痛部位、性质及伴随症状等情况。

④及时遵医嘱复查血常规，根据血红蛋白及红细胞计数，判断贫血是否纠正。

⑤对于保守治疗患者，应嘱患者绝对卧床休息，协助完成日常生活护理，减少活动；密切观察病情变化，如腹痛突然加重、面色苍白、脉搏加快等，应立即报告医师，做好抢救准备。

（3）术后护理

①术后应严密观察生命体征变化，每半小时记录 1 次血压，至平稳。严密观察阴道流血情况和子宫收缩情况，如阴道流血量较多伴血块流出应及时通知医师，立即处理。

②术后取去枕平卧位，6h 后可取半卧位，目的是减轻腹部刀口的张力，促进刀口愈合。

还可以使炎症局限化。

③保持导尿管通畅，观察有无扭曲和挤压，并观察导尿液的颜色和性质，及时记录。保持会阴部清洁，应每日用碘伏擦洗会阴 2 次，并及时更换消毒卫生垫，直到拔除导尿管。

（4）一般护理：术后 6h 后应嘱患者进流质饮食，如米汤、白开水，不喝糖水和牛奶等甜饮料，以防止腹部胀气。保持大便通畅，避免运用腹压，以免诱发活动性出血。如有阴道排出物，必须送检。术后早期活动，防止盆腔粘连。

（5）心理护理：本病起病急骤，危及生命，患者常有恐惧、紧张不安以及术后对生育能力的影响，造成未婚或未育者极大的心理压力，护士应亲切安慰患者，对未婚者维护其自尊，充分与其家人沟通，共同帮助患者渡过难关。允许家属陪伴，以提供心理安慰。

3.健康指导

（1）输卵管炎、急慢性盆腔炎是异位妊娠最常见的病因，因此，育龄期女性应做好妇女保健工作，防止发生盆腔感染。养成良好的卫生习惯，勤洗浴、勤更衣，注意外阴清洁。发生盆腔炎后，及时彻底治疗，以免延误病情。

（2）禁止性生活 1 个月。采取有效的避孕措施至少半年。由于输卵管妊娠中约有 10% 的再发率和 50%～60% 的不孕率，因此，患者下次妊娠应及时就医，排除异位妊娠，或发现异位妊娠及时处理。

第二节　妊娠晚期出血

一、前置胎盘

（一）常见病因

1.子宫内膜病变与损伤

如产褥感染、多产、剖宫产或多次刮宫等因素引起的子宫内膜炎或子宫内膜损伤，使子宫蜕膜血管生长不全，当受精卵植入时，致使胎盘为摄取足够的营养而扩大面积，伸展到子宫下段，形成前置胎盘。

2.胎盘面积过大

多胎妊娠形成过大面积的胎盘，伸展到子宫下段或遮盖于子宫颈内口。双胎的前置胎盘发生率较单胎高一倍。

3.胎盘异常

（1）副胎盘。

（2）膜状胎盘大而薄，直径达 30cm。

4.受精卵滋养层发育迟缓

受精卵滋养层发育迟缓，使到达宫腔的受精卵尚未发育到能着床的阶段而继续下移，至子宫下段方具备植入能力，并在该处生长发育而形成前置胎盘。

（二）临床表现及分类

1.分类

按胎盘边缘与宫颈内口的关系，将前置胎盘分 3 种类型。

（1）完全性前置胎盘或中央性前置胎盘：宫颈内口全部被胎盘组织覆盖。

（2）部分性前置胎盘：宫颈内口的一部分被胎盘组织覆盖。

（3）边缘性前置胎盘：（低置性）胎盘边缘附着于子宫下段甚至达宫颈内口但不超越宫颈内口。

2.症状

（1）阴道流血：妊娠晚期或临产时发生无诱因、无痛性、反复性阴道流血是前置胎盘的主要症状。

（2）贫血：与外出血成正比。

（3）休克：严重大出血所致。

3.体征

（1）面色苍白、大汗淋漓、血压下降等休克表现。

（2）贫血貌。

（3）腹部检查，子宫大小符合停经月份，胎先露高浮，胎位多异常，耻骨联合上方可听到胎盘杂音。

（4）临产时宫缩为阵发性，间歇期放松。

（三）治疗

原则是止血补血，适时终止妊娠。

1.药物治疗

（1）纠正贫血。

（2）迅速补充血容量，防治休克。

（3）短期应用激素以促进胎儿肺成熟。

2.终止妊娠

（1）终止妊娠指征

①孕妇反复多量出血致贫血者。

②胎龄达 36 周以后。

③胎儿肺成熟。

（2）终止妊娠的方式

①剖宫产：适用于完全性和部分性前置胎盘。

②阴道分娩：适用于边缘性前置胎盘。

（四）护理

1.保证休息，减少刺激

绝对卧床休息（提前准备外阴皮肤以备检查），以左侧卧位为佳，吸氧每天 3 次，每次 20～30 分钟，禁止肛诊、阴道检查及灌肠，产科检查应轻柔。

2.纠正贫血

除口服硫酸亚铁、输血等措施外，还应加强饮食营养指导，建议多食高蛋白以及含铁丰富的食物。一方面纠正贫血，另一方面增强机体抵抗力，同时促进胎儿发育。

3.监测生命体征，及时发现病情变化

流血过多及血压下降者，观察病员症状，如恶心、呕吐，出冷汗、面色苍白，应按休克处理，并做好输血、输液准备。

4.注意外阴清洁，预防产后出血和感染

（1）产后回病房休息时，严密观察阴道流血及子宫收缩情况。

（2）及时更换会阴垫以保持会阴清洁干燥。

（3）胎儿娩出后，及早使用宫缩剂，以预防产后大出血。

5.需做剖宫产者

按腹部手术做好术前准备。

6.前置胎盘者

怀疑前置胎盘者住院后不再有阴道流血，可继续妊娠，出院观察时告诉病员注意事项，如有阴道流血，及时来院检查处理。

二、胎盘早剥

（一）病因

1.血管病变

如慢性高血压、妊娠期高血压疾病、肾脏疾病或血管病变，底蜕膜螺旋小动脉痉挛或硬化而引起远端毛细血管缺血、坏死以致破裂出血，血液流至底蜕膜层与胎盘之间形成血肿，导致胎盘自子宫壁剥离。

2.机械性因素

腹部突然受到撞击，外倒转术不当，脐带过短或脐带绕颈，在分娩过程中牵拉胎盘，均可导致胎盘创伤而从子宫壁剥离。

3.子宫体积骤然缩小

双胎的第一胎娩出过快、羊水过多与破膜时羊水流出过快，使子宫内压骤然降低，子宫突然收缩，导致胎盘自子宫壁剥离。

4.子宫静脉压突然升高

妊娠晚期或临产后，由于孕产妇长时间取仰卧位，增大的妊娠子宫压迫下腔静脉，回心血量减少，血压下降，而子宫静脉淤血，静脉压升高，引起蜕膜静脉床淤血或破裂，可致部分或全部胎盘自子宫壁剥离。

（二）临床表现及类型

妊娠晚期突然发生腹部持续性疼痛，伴有或不伴有阴道流血为其临床表现特点。

1.类型

（1）显性剥离：外出血型。

（2）隐性剥离：内出血型。

（3）混合性剥离：开始内出血继之外出血。

2.临床表现

（1）轻型：以外出血为主，胎盘剥离面通常不超过胎盘面积的1/3，分娩期多见。

①阴道流血，量较多、色黯红。

②腹痛：较轻。

③贫血：与外出血成正比，一般贫血不显著。

子宫较软，宫缩有间歇，子宫大小与妊娠周数相符，胎位清楚，胎心正常，腹部压痛不明显或仅有轻压痛。胎盘母体面有凝血块及压迹。

（2）重型：以内出血和混合性出血为主，胎盘剥离面超过胎盘面积的1/3有较大的胎盘后血肿，多见于重度妊娠期高血压疾病。

①腹痛：持续性腹痛，腰酸，疼痛程度与胎盘后积血多少呈正相关。

②休克：严重者出现休克表现。

③阴道流血：可无或可有少量阴道流血。

④羊水性质：血性羊水。

⑤贫血：与外出血量不符。

⑥并发症：严重者并发 DIC、急性肾衰、产后出血、胎死宫内。

子宫硬如板状，有压痛，以胎盘附着处最显著，子宫大于妊娠月份，子宫壁高张状态，间歇不能放松，胎位触不清，胎心听不清。

（三）治疗

1.纠正休克

补充血容量。

2.为终止妊娠做好准备

（1）经阴分娩指征：一般情况良好，胎盘剥离面小，程度轻，以显性出血为主，估计能在短时间内分娩。

（2）剖宫产：重型胎盘早剥，尤其是初产妇。

3.预防产后出血

产后及时应用宫缩剂，并配合按摩子宫，必要时切除子宫。大量出血无凝血块时，考虑凝血功能障碍，需查 3P 试验。

（四）护理

1.纠正休克

改善患者一般情况。护士应迅速开放静脉，积极补充血流量。及时输入新鲜血液，既能补充血容量，又可补充凝血因子。同时密切监测胎儿状态。

2.严密观察病情变化

及时发现并发症。

3.预防感染

保持外阴清洁，适时应用抗生素。

4.提供心理支持

维持自尊，护理到位，对于失去孩子的子宫切除者，应将其安排单间或没有婴儿的病房，由其丈夫及家人陪伴。

5.产褥期护理

加强营养，纠正贫血，保持会阴清洁，胎儿死亡者及时退奶。

第三节　重症妊娠高血压疾病

妊娠高血压综合征是孕产妇特有的疾病，简称妊高征。多发生在妊娠 20 周以后至产后 24 小时，临床表现主要为高血压、蛋白尿、水肿，严重时出现抽搐、昏迷、心肾功能衰竭甚至母婴死亡。1988 年我国对 25 省市的流行病学调查，约 9.4%的孕妇发生不同程度的妊高征。

一、病因

尚不清楚，有以下学说。

（一）免疫学说

妊娠被认为是成功的自然同种异体移植。近年来，有研究表明，母胎间 HLA（组织相容性抗原）抗原相容性越高，越容易发生妊高征。妊高征患者血清 IgG 及补体 C_2、C，均明显减少，表明体内体液免疫有改变。目前普遍认为免疫可能是该病发生的主要因素。

（二）子宫胎盘缺血学说

妊高征临床上多见于腹壁较紧的初产妇，多胎妊娠或羊水过多的孕妇，因其子宫张力增高，子宫胎盘血流量减少，造成子宫胎盘缺血、缺氧，易伴发本病。亦有学者认为，子宫胎盘缺血并非该病的原因，而是血管病变的结果。

（三）神经内分泌学说

有学者提出妊高征的发生与肾素-血管紧张素-醛固酮-前列腺素系统平衡失调有关。有理论认为，有关妊高征发生的因素可能是机体对血管紧张素II（AII）的敏感性增强，而不是患者的肾素-血管紧张素II含量增加。

（四）其他

近年来认为，妊高征的发生可能与缺钙有关。有资料表明，人类及动物缺钙均可引起血压升高。尿钙排泄量的检测可作为妊高征的预测试验。内皮素是血管内皮细胞分泌的一种多肽激素，是强有力的血管收缩因子，妊娠时，患者体内调节血管收缩的 ET 增加，易发生妊高征。

二、临床表现

（一）水肿

正常妊娠晚期增大的子宫压迫腹腔静脉，血流回流受阻所产生的下肢轻度水肿经卧床休息后即可消退。而妊高征孕妇出现水肿开始可能仅限于小腿及足部，但经卧床休息仍不消退。少数孕妇外表水肿不明显，但体内有大量的水分潴留，每周体重增加超过 0.5kg，称为隐性水肿。若体内积液过多，则导致临床可见的水肿。水肿多由踝部开始，渐延至小腿、大腿、外阴部、腹部，按之凹陷，称之凹陷性水肿。临床上分为四级，以"＋"表示："＋"水肿局限于足踝小腿；"＋＋"水肿延及大腿；"＋＋＋"水肿涉及上肢腹壁及外阴；"＋＋＋＋"指全身水肿，有时伴有腹水。水肿的严重程度与妊高征的预后关系较小，水肿严重者预后不一定差；相反，水肿不明显者有可能迅速发展为子痫。产前检查时每周体重增加大于50%时，应引起重视。

（二）高血压

血压多于 20 周后开始升高。若初测血压有升高，应休息一小时后再测。测量血压时应注意舒张压的变化较收缩压更为重要。了解血压是否逐渐升高以及升高的程度，是判断病情是否发展的主要依据。

（三）蛋白尿

蛋白尿最初可无，轻度者量微少。出现略迟于血压的升高。凡 24 小时尿蛋白定量大于 0.5g 为异常。

（四）先兆子痫

先兆子痫通常在高血压、蛋白尿及水肿三大基本征象以后出现。主要表现为头痛、眼花、恶心、呕吐及上腹部闷胀等，提示病情恶化，颅内病变加重，预示将发生抽搐。

（五）子痫

在先兆子痫的基础上进而有抽搐发作，或伴昏迷，称子痫。少数病例病情进展迅速，先兆子痫征象不明显而骤然发生抽搐。也有一些患者可能因基础血压较低，子痫发作时血压并不高很容易被忽视。按抽搐发作的时间不同可分为产前子痫、产时子痫及产后子痫。抽搐时呼吸暂停，面色青紫，持续数十秒钟至 1 分钟抽搐逐渐停止，呼吸恢复，鼾声很大全身肌肉松弛，进入昏迷状态。昏迷时间长短不一，有时可立即清醒，有时一次尚未清醒第二次抽搐又发作。如抽搐得到控制，神志恢复，血压逐渐下降，尿量增多，都有好转的现象。连续抽搐，昏迷不醒，无尿，体温升高，脉搏及呼吸加速，是病情严重的表现。少数患者无抽搐即进入昏迷。产前、产时子痫发作，往往引起子宫收缩，促进分娩过程。分娩的宫缩及疼痛又诱发子痫，分娩一经结束，子痫发作随之缓解，但产后 24 小时之内，即产后子痫发作的病变仍不少见，不能放松警惕。

（六）重度妊高征的并发症

重度妊高征的并发症包括妊高征性心脏病、急性肾功能衰竭、凝血功能障碍、脑出血、HELLP 综合征、溶血、肝酶升高、血小板计数减少、产后出血、胎儿窘迫、胎儿发育迟缓等。

三、诊断

诊断包括病情轻重、分类以及有无并发症等。

（一）病史

详细询问患者于孕前及 20 周前有无高血压尿蛋白和（或）水肿及抽搐等征象，有无原发性高血压、慢性肾炎及糖尿病病史，有无头痛、眼花、恶心、呕吐及上腹部闷胀等症状及出现的时间。

（二）症状和体征

妊娠 20 周后血压升高，出现蛋白尿伴有或不伴有水肿，诊断妊高征一般不难。较为困难的是确定其病变发展的严重程度，以及有无慢性高血压、慢性肾炎等合并症存在。

（三）辅助检查

1.尿液检查

应取中段尿进行检查。肾小球滤过膜受损早期用酶联免疫法（ELISA）测定尿中微量蛋白。尿蛋白的出现及量的多少反映肾小管受损的程度，蛋白越多，病情越重。故随着病情发展要注意尿量、尿蛋白、尿比重，有无红细胞及管型，以判断肾功能受损的程度。若尿比重＞1.020，表示尿液浓缩。

2.血液检查

查血常规，了解贫血的程度，血流浓缩程度和血小板计数，必要时测凝血酶原时间，进行血纤维蛋白原和鱼精蛋白副凝试验（3P 试验），二聚体试验等，了解有无凝血功能异常。

3.血液生化检查

测定二氧化碳结合力，以发现酸中毒。肝功能检查，反映疾病的严重程度。由于长期尿蛋白加上肝实质受损，往往出现血浆蛋白降低，白蛋白减少，球蛋白相对增加，白蛋白与球蛋白比例倒置，重症患者谷丙转氨酶（ALT）、总胆红素和碱性磷酸酶水平升高。尿酸测定：因肝功能减退，影响尿酸代谢，又因肾排泄功能减退，血流内尿酸增加。血尿素氮及肌酐测定，以了解肾功能的情况。测定血清电解质，了解钾、钠、氯、钙的水平。尤其警惕危害较大的高钾血症的发生，因为肾功能减退和尿量减少影响了钾的排泄，而长期应用镇静剂影响了进食，热量不足可致负氮平衡，加重酸中毒，均可诱发高钾血症。

4.眼底检查

视网膜小动脉可以反映体内主要器官的小动脉情况，因此眼底的改变是反映妊高征严重程度的一项重要标志。眼底的主要改变为视网膜小动脉痉挛，动静脉管径之比由正常的2：3 变为 1：2，甚至 1：4。严重时可出现视网膜水肿、视网膜剥离，或有棉絮状渗出物及出血。患者可能出现视力模糊或突然失明。

5.心电图检查

了解有无妊高征心脏病之心肌损害及血清钾对心脏的影响。还可行超声心动图检查，以了解心脏功能情况。

6.其他

为判断胎儿安危情况，应做胎心监护、NST 试验、B 超或彩色多普勒超声检查了解胎儿在宫内情况。并进行脐动脉血流 S/D 值、羊水和胎盘情况、胎儿成熟度检查等。

四、处理

（一）轻度妊高征

一般可在门诊治疗，病情有加重时，如水肿"+++"以上者应住院治疗和处理。

1.休息

适当减轻工作。卧床休息及睡眠时宜取左侧卧位，以解除左旋的子宫对下腔静脉的压迫，改善子宫胎盘血液循环。

2.饮食

应注意摄入足够的蛋白质、维生素，补足铁和钙剂。食盐不必严格限制，长期低盐饮食可引发低钠血症，易发生产后血液循环衰竭。但也不宜吃过咸食物，有全身浮肿者应限制食盐的摄入。

3.药物

可选用地西泮（安定）2.5～5mg 或苯巴比妥 0.03g，一日 3 次，主要目的是保证充分休息。

（二）中、重度妊高征

一经确诊，应住院治疗，积极处理。治疗原则以解痉为主，辅以镇静、降压、防抽搐发生，必要时可扩容及利尿，预防并发症，适时终止妊娠。

1.一般处理

提倡左侧卧休息，避免声光刺激，吸氧，每天 3 次，每次 30 分钟。饮食宜首选富含蛋白质，易消化的食物，不必限盐。

2.病情观察

注意患者自觉症状的变化。每 4 小时测血压一次，稳定后每日测 4 次，听胎心音每日 3～4 次，并注意有无临产现象。每日做尿常规检查，记录出入量。做血常规、眼底检查及血生化检查。

3.药物治疗

（1）解痉药物

硫酸镁：有预防和控制子痫发作的作用。镁离子能抑制运动神经末梢乙酰胆碱的释放，阻止神经和肌肉间的传导，从而使骨骼肌松弛；镁离子可使血管内皮合成前列腺素增多，血管扩张，痉挛解除，血压下降；镁依赖的三磷酸腺苷酶恢复功能，有利于钠泵的动转，达到消除脑水肿，降低中枢神经细胞兴奋性，制止抽搐的目的。临床应用硫酸镁治疗，对宫缩和胎儿均无不良影响。

用药方法为：硫酸镁可采用肌肉注射或静脉给药。25%的硫酸镁20mL加入2%的利多卡因2mL，臀肌深部注射，每6小时一次，缺点是血中浓度不稳定，并有局部明显疼痛，常不易为患者接受。静脉给药，首剂负荷剂量为25%硫酸镁20mL加入10%葡萄糖液1000mL静脉滴注，滴速每小时1g为宜，最快不超过2g。一般情况下第一个24小时的总量给予20～25g以后逐渐减量至10～15g/d。

硫酸镁过量会抑制呼吸和心率，甚至死亡。正常孕妇血清镁离子浓度为0.75mmol/L。治疗有效血镁浓度为1.7～3mmol/L，若高于3mmol/L即可发生中毒症状。中毒现象首先为膝反射消失，以后随浓度增加可出现全身肌张力减退及呼吸抑制。若血清镁离子浓度达7.5～15mmol/L时可出现心搏骤停。故在用硫酸镁前和用药过程中应注意以下事项：定时检查膝反射，膝反射必须存在，呼吸每分钟不少于6次，尿量每24小时不少于600mL，每小时不少于25mL。备有解毒用的钙剂。钙离子能与镁离子争夺神经细胞上的同一受体，阻止镁离子继续结合，从而防止中毒反应进一步加重。一旦出现中毒症状，立即停止使用硫酸镁，给以10%葡萄糖酸钙10mL静脉注射，连续静脉滴注时，患者常感胎动消失或减弱，必须停药1～2天观察。

（2）镇静药物

适用于对硫酸镁有禁忌或治疗效果不明显时，镇静药物能通过胎盘，对胎儿有抑制作用，故临产时慎用。常用地西泮（安定）5mg，每日3次，或10mg肌内注射，对重症患者采用10mg静脉注射。冬眠药物对神经系统有广泛抑制作用，有利于控制子痫抽搐，但使用中可使血压迅速下降，使肾和子宫血流不足，应引起警惕。冬眠 I 号合剂（哌替啶 100mg，氯丙嗪 50mg）病情紧急时，以 1/3 量溶于 25%葡萄糖 20mL 缓慢静脉推注 5～10 分钟，另外 2/3 量溶于 5%葡萄糖 250mL 静脉滴注。注意：用药期间患者不宜起床活动，以免出现体位性休克；血压下降不宜低于 130/90mmHg（17.33/12kPa）。氯丙嗪的不良反应较大，如加重肝功能损害等，故临床常用者为杜非合剂，即哌替啶 50mg 加异丙嗪 25mg 肌内注射。

（3）降压药物

降压药物仅适用于血压过高，特别是舒张压≥110mmHg（14.67kPa），或平均动脉压≥140mmHg（18.67kPa）者，可应用降压药物。选用的药物以不影响心搏出量，肾血流量及胎盘灌注量为宜。

肼苯达嗪（肼屈嗪）：可使周围小动脉扩张外周阻力降低，血压下降，但不减少心排血量及肾血流量和子宫胎盘血流量。用法：每日 10～20mg，1～3 次口服，或 40mg 加于 50%葡萄糖液 500mL 内静脉滴注。

用药至维持舒张压在 90～100mmHg（12～13.3kPa）为宜。有妊娠后心脏病心力衰竭者，不宜用此药。此药一般不宜静脉推注，以免血压骤降危及胎儿。不良反应：头痛、皮肤潮红、心率加快、恶心、低血压休克等，故不宜快速长期大量应用。

硝苯地平：又名心痛定，属钙离子拮抗剂，能扩张全身小动脉及冠状动脉降低外周血管阻力，使血压下降。剂量为每次 10mg 每日 4 次，24 小时总量不超过 60mg。7 天为一疗程，可连用 3～5 疗程不必间歇，急用时咬碎含化，见效快。少数患者可出现头晕、潮红心慌等，但一般均可耐受，在用药 2～3 天后，症状自行消失，无须停药。

硝普钠：是强有力的速效血管扩张剂，分娩期或产后血压过高，其他降压药物效果不好时，可考虑使用，用法为 50mg 加于 10%葡萄糖液 1000mL 内，缓慢静脉滴注，用药不宜超过 72 小时，用药期应严密监测血压及心率。

卡托普利：为血压紧张素转换酶抑制剂，阻止血管紧张素转换为血管紧张素II，舒张小动脉达到降压作用。剂量为 12.5～25mg，口服，每日 3 次，降压效果良好，不影响肾血流量，但可降低胎盘灌注量，应慎用。肾功能减退者，注意每日用药量＜150mg。对本药过敏者禁用。

利血平：目前仅用于死胎或产后，每次 1～2mg 肌内注射，必要时每 6 小时 1 次。不良反应：使胎心率减慢、新生儿鼻塞、吸乳能力差等。

（4）扩容治疗

扩容治疗可改善重要器官的血液灌注，纠正组织缺氧，使症状暂时改善。扩容禁忌证：心血管负荷过重，肺水肿表现，全身水肿，肾功能不全及未达到扩容指征的具体指标者。扩容的具体指标为：血细胞比容≥0.35、全血黏度比值≥3.6、血浆黏度比值≥1.6 及尿比重≥1.020 等。扩容应在解痉的基础上进行。常用的扩容剂有人血白蛋白、血浆、全血及电解质紊乱加以选择。扩容治疗时，应严密观察脉搏、呼吸、血压及尿量，防止肺水肿和心力衰竭的发生。

利尿药：近年来认为利尿剂的应用，可加重血液浓缩和电解质紊乱，不能缓解病情，有时甚至使病情加重。故只用于全身性水肿、脑水肿、肺水肿、急性心力衰竭等，常用药物有呋塞米（速尿）：利尿作用快且强，对脑水肿无尿或少尿者效果显著，与洋地黄类药物合用，对妊高征引起的心力衰竭与肺水肿效果较好。常用剂量 20～40mg 加于 25%葡萄糖液20mL 缓慢静脉注射。同时注意低钾、低氯血症。双氢克尿塞：25mg，口服，每日 1～2 次，应注意补钾。

甘露醇：为渗透性利尿剂，排出时带出大量的水分，并同时丢失大量钾离子而出现低钾血症。20%甘露醇 250mL，快速静脉滴注，一般应在 15～20 分钟内滴完，否则利尿作用差。妊高征心力衰竭、肺水肿者禁用。

4.产科处理

妊高征患者经治疗后适时终止妊娠是极为重要的措施，一旦终止妊娠，病情可自行好转。

终止妊娠的指征：重症先兆子痫患者经积极治疗 24～48 小时无明显好转者，病情反而继续恶化，虽胎儿尚未成熟，但为了母婴安全，仍需终止妊娠；先兆子痫孕妇，胎龄已超过期 36 周，经治疗好转者；先兆子痫患者，胎龄不足 36 周，胎盘功能检查提示胎盘功能减退，而胎儿成熟度提示已成熟者；子痫控制后 6～12 小时的孕妇。

终止妊娠的方法：引产适用于胎儿及宫颈条件成熟者。若孕妇的宫颈展平且宫颈柔软，可考虑引产。引产的方法目前采用人工破膜加缩宫素静脉滴注，成功率达 90%，待宫口开全后，行手术助产，以缩短第二产程，也可单独用缩宫素静脉滴注引产，引产过程应对产妇及胎儿进行严密监护。第三产程注意胎盘和胎膜及时完整娩出，防止产后出血。

剖宫产：适用于有产科指征者。宫颈条件不成熟，不能在短期经阴道分娩者；引产失败，经 6～12 小时仍不临产者；胎盘功能明显减退，或已有胎儿宫内窘迫征象者。剖宫产术中硬膜外麻醉时要注意因血压骤降所致的胎盘灌流不足和胎儿宫内窘迫。产后 24～72 小时，仍需积极防止子痫的发生，继续给予镇静剂、降压、解痉药物治疗。

（三）子痫的处理

子痫为妊高征最严重阶段，一旦发生抽搐，母婴死亡率均明显增高。

1.控制抽搐

立即静脉推注硫酸镁。硫酸镁 5g 加入 25%葡萄糖液 20～60mL 缓慢静注。紧急情况时可加用镇静剂如哌替啶（度冷丁）100mg 或吗啡 10mg 肌内注射，也可用安定 10mg 静脉推注，血压过高时可用肼苯达嗪降压。降低颅内压时，给予 20%甘露醇 250mL 快速静脉滴注，出现肺水肿时则用速尿 20～40mg 静脉注射。

2.子痫控制后用药

与先兆子痫相同，症状好转后逐步减少用药量。

3.病情观察

每一小时记录血压、脉搏、呼吸及体温。注意尿量，可入置保留导尿管。记出入量，检查肺部有无啰音，四肢运动情况，膝反射，随时注意胎心音及有无宫缩。产时子痫的产妇有时可发生急产。及时做血尿常规、眼底检查、血流化学及心电图检查等。早期发现和处理急性肾功能衰竭、肺水肿、脑出血和急产等。

4.产科处理

子痫患者经治疗抽搐控制后 6～8 小时，或已恢复意识，应考虑终止妊娠。剖宫产或引产视病情而定。

5.抗感染

酌情选用抗生素预防感染。

6.纠正酸中毒

用 5%碳酸氢钠 250mL 静脉滴注，禁忌证与扩容治疗同。

五、急救护理

（一）护理目标

（1）防止病情进一步发展，减少发生子痫，降低孕产妇死亡率。

（2）降低胎儿/新生儿宫内窘迫和死亡率。

（3）减少子痫发作导致的并发症和意外伤害。

（4）维护孕产妇身心舒适。

（二）子痫前期的护理措施

子痫前期护理的关键是密切观察先兆子痫的进展，为治疗提供可靠依据，阻止疾病进展，通过护理干预减少子痫的发生。

（1）保持环境安静，卧床休息先兆子痫患者对声、光、冷刺激敏感。将患者安置在单人房间，保持环境安静、舒适，空气新鲜，温湿度适中，光线宜偏暗。各种治疗和护理操作集中进行，动作轻快，尽量避免刺激和打扰。备好呼吸机、吸痰器、开口器、拉舌钳、各种抢救器械及药品。

（2）加强母婴病情监护。

①观察自觉症状，重视患者主诉。询问孕妇有无头痛、视物不清、恶心、呕吐、右上腹疼痛、气短、呼吸困难等，上述症状提示病情恶化，如不及时处理则可发展为子痫，危及母婴性命。一旦发现应及时通知医师，积极处理。

②每日测血压 4 次、测体重 1 次，记录 24h 尿量。遵医嘱留取血、尿标本，注意尿蛋白、红细胞比容、血小板、肝肾功能、凝血功能情况。测量子宫底高度、腹围，严密监测胎儿情况，胎心音一般每 2h 测听 1 次，必要时胎心监护，准确记录监测结果，使医师能及

时了解患者情况。发现血压升高或相关子痫前期进展的症状立即报告医师，及时处理。

（3）嘱孕妇取侧卧位，以减轻妊娠子宫对腔静脉的压迫，同时可防止呕吐时发生误吸。遵医嘱给予镇静、降压药物，注意观察用药反应。用硫酸镁预防子痫时，尿量<600mL/24h、呼吸<16 次/min，腱反射消失时需及时停药。使用镇静剂时注意呼吸情况。

（三）子痫期的抢救和护理

若无妊娠滋养细胞疾病，子痫很少发生在孕 20 周前，通常产前子痫占 71%，产时子痫与产后子痫占 29%。子痫患者的护理与治疗同样重要。

（1）发生抽搐时，首先应保持呼吸道顺畅，给患者取去枕侧卧位，防止分泌物吸入呼吸道，必要时，用吸引器吸出咽喉部黏液或呕吐物，防止窒息和肺炎发生。于上、下磨牙间放置一缠纱布的压舌板或开口器张开口腔，用舌钳把舌头拉出以防咬伤唇舌或舌后坠阻塞呼吸道，并立即给氧。禁止在孕妇全身抽搐时强力按压抵抗肌肉的抽搐活动，以免造成孕妇更多的损伤甚至发生骨折。处于昏迷和不完全清醒的患者应禁饮食。

（2）动态监护血压、脉搏、呼吸、体温，留置导尿，记录出入量。随时观察患者神志变化、瞳孔大小，两侧是否等大、等圆，对光反射情况，口角有无歪斜、肢体活动是否对称等。同时注意患者肺部啰音的变化。

（3）任何不良刺激均会引起患者抽搐。患者应由专人护理，安置在单人暗室或厚窗帘遮蔽，周围环境保持绝对安静，避免光、声刺激。护理操作轻柔，尽量减少对患者的刺激。注意患者安全，病床加床档，专人在其身边看护，以防患者坠落摔伤。

（4）建立输液通道，用留置针头，连接三通接头，方便用药，维持其通畅。注意观察药物的效果和不良反应。按医嘱及时正确用药和输液，注意补液速度，预防发生心力衰竭、肺水肿。

①地西泮静脉注射应缓慢，用药过程中注意有无呼吸抑制情况。

②使用硫酸镁时监测膝反射、呼吸、尿量等以及是否有全身发热感、流泪、呕吐等症状。如出现膝反射消失，呼吸少于 16 次/min，尿量少于 600mL/24h 等情况应停药。

③降压药物使用微量泵，维持药物缓慢准确输入。每 15min 测量血压 1 次，至舒张压

降至 90mmHg，此后每 30min 测量血压 1 次。甘露醇需要快速静脉滴注。

（5）尽量维护孕产妇舒适：注意保持室内及床单位的清洁卫生，发生子痫大小便失禁时，给予及时清理，保持患者会阴及床单干燥、清洁。定时给昏迷患者擦洗身体、翻身或按摩，以减少压疮发生。

（6）抽搐发生后，随时可能分娩或发生胎盘早剥，胎盘早剥是凶险的并发症，如不及时处理或处理不当则会危及母婴生命。因此，应严密监测宫缩强度、持续时间、有无间歇。如发现宫缩过强，无间歇，硬如板状，应立即与医师联系，并密切观察宫底是否继续升高、有无阴道出血及腹围变化情况，注意胎心变化、宫口扩张及先露下降情况。从细微变化捕捉危险信号，为抢救赢得时间，做好接生及术前准备。

①产时护理。先兆子痫和子痫患者常合并胎儿宫内生长迟缓，分娩时应请儿科医师到场，协助抢救婴儿。准备各项婴儿复苏抢救物品和药物。经阴道分娩者，第一产程，需密切注意患者的血压、脉搏、呼吸、自觉症状及胎心和宫缩情况，必要时遵医嘱给予镇静剂和氧气。第二产程，嘱产妇应避免向下屏气用力，行会阴侧切、胎头吸引或产钳术结束分娩，缩短第二产程。第三产程，胎儿娩出后立即静脉或肌内注射催产素，及时娩出胎盘，同时按摩子宫，防止产后出血。胎盘娩出后继续观察子宫收缩情况、阴道出血量、血压变化，观察 2h 病情平稳后送回病房。做好新生儿复苏准备。

②产后护理。产后子痫，一般发生于产后 24h～5d，24h 内尤其多发。严密监测产妇的生命体征、神志、宫缩情况及阴道出血量，预防产后子痫及防止产后出血，发现异常情况及时报告医师。产后由于腹压下降，内脏血管扩张，使回心血量突然减少，以致周围循环衰竭，表现为突然出现面色苍白、血压下降、脉搏细弱等。一旦出现，护士应加快静脉补液。

母乳喂养应视产妇病情及新生儿的情况综合考虑，暂停哺乳者应指导回乳后乳房护理方法，监测体温。

（7）做好基础护理：保持床单干燥平整，水肿严重者定时翻身，保持皮肤清洁完整，防止局部受压引起压疮。指导孕妇进食高纤维食物，防止因卧床引起便秘。根据医嘱限制盐分摄入。

（8）产后活动：只要生命体征平稳，应循序渐进活动。教会患者在床上活动四肢，预防肌萎缩及血栓性静脉炎。根据产妇体力状况鼓励下床活动，指导产妇做健身操，如仰卧抬腿运动、缩肛运动，锻炼腹直肌和盆底肌肉。

（9）心理护理：做好心理疏导。重症妊娠高血压疾病孕妇，尤其是有子痫发作者常有恐惧、焦虑、紧张的心理，担心病情难以控制、胎儿安危以及妊娠无法继续等。情绪紧张会导致血压上升，使病情恶化。应主动与孕妇及其家属沟通，讲解疾病的相关知识，鼓励其提出问题并耐心解答，及时反馈治疗效果，介绍类似病情痊愈后母婴健康生活的病例，使其树立信心。

（10）健康指导

①与孕妇及其配偶讨论怀孕期间自我照顾的方法，孕妇活动量视病情和医嘱进行。重症患者强调卧床休息的重要性。指导左侧卧位，使孕妇了解左侧卧位可减轻子宫压迫下腔静脉，增加胎盘及肾脏的血流灌注，既避免胎儿缺氧，又有利于促进排尿，使血压下降。也可间断换成右侧卧位，但避免仰卧位。坐或卧时应抬高下肢，增加静脉回流，穿宽松的衣服，经常变换体位，预防体位性水肿。

②讲解先兆子痫的症状和体征，让孕妇及家属做到胸中有数，便于及时发现病情进展。指导孕妇自测胎动以便及时发现异常情况。定期监测体重，若体重增加≥500g/周，应与医师联系。

③不宜母乳喂养者应退奶，指导人工喂养方法及新生儿护理知识。如有母乳喂养指征，指导产妇母乳喂养。

④保持良好的卫生习惯，勤换内衣、内裤及会阴纸垫，饭前、饭后、哺乳前洗手。

⑤产后6周内禁止性交及盆浴，42d来院复查。6周后采取有效的避孕措施，如避孕套、避孕药、上环等。剖宫产术后至少避孕3年。

⑥对于病情控制好且孕周较小的孕妇，要求按时服药，每1～2周定期到医院做产前检查，有异常情况应提早就医。

第五章　神经系统急危重症护理

第一节　大面积脑梗死

脑梗死，是指由各种原因所致局部脑组织血供中断而造成该部位脑组织缺血、缺氧进而软化坏死；大面积脑梗死，是指由各种原因造成供应脑部血液的颅内外动脉主干或重要分支发生闭塞，使接受供血部位的脑组织发生大面积坏死，引起严重的临床症状，如不及时有力救治会造成生命危险。

一、病因

（一）血管本身异常

（1）动脉硬化或动脉粥样硬化。

（2）动脉炎症病变，如结缔组织性疾病、炎症性血管炎、寄生虫性动脉炎、颅内动脉先天发育异常。

（二）血流动力学改变

（1）冠心病：冠心病时所发生的心律失常、房颤合并心脏附壁血栓等。

（2）风湿性心脏病：如心瓣膜异常、狭窄或关闭不全等。

（3）感染性心内膜炎：赘生物的存在和不断脱落。

（4）心脏或瓣膜其他疾病。

（5）椎动脉受压，造成血流缓慢，供血不足。

（6）直立性低血压。

（7）颈动脉窦过敏症。

（三）血液成分的改变

（1）高脂血症。

（2）高凝状态。

（3）高热、脱水。

二、临床表现

所谓大面积脑梗死，是指血栓形成的部位或栓子脱落阻塞的均为颅内大动脉或主要分支，造成供血区脑组织大面积坏死，引起严重的临床症状，如不给予积极有效的治疗，将危及患者生命。下面主要介绍几个重点部位血栓形成的临床表现。

（一）椎基底动脉系统血栓形成

1.基底动脉血栓形成

基底动脉是脑干、小脑、枕叶的主要供血动脉，基底动脉不全闭塞可引起严重的临床症状，如完全闭塞可迅速致命。在基底动脉血栓形成至完全闭塞中，早期可表现 TIA 的症状，如眩晕、言语障碍、吞咽困难、视力丧失、视野改变、四肢无力或步态不稳、耳鸣、耳聋、意识障碍等。如血栓逐渐形成，造成不全闭塞时，上述症状便持续存在；如血管完全闭塞时，表现有昏迷，瞳孔呈针尖大小，四肢弛缓性瘫痪，双侧病理征。随着缺血局部病理改变的加重如缺血后脑组织软化坏死，周围水肿，患者临床症状进一步恶化，可出现高热、呼吸衰竭、脑疝等。

2.小脑后下动脉血栓形成

小脑后下动脉主要是小脑和延髓部分区域的供血动脉，小脑后下动脉闭塞，可表现较重的临床症状和体征，如出现眩晕、恶心、呕吐、吞咽障碍、声音嘶哑、同侧软腭抬举困难、交叉性感觉障碍、眼震、同侧霍纳征阳性、同侧肢体肌张力低下和共济运动障碍。

（二）颈内动脉系统血栓形成

1.颈内动脉血栓形成

颈内动脉入颅后分为中央支和皮质支，中央支包括豆纹动脉、脉络膜前动脉、丘脑膝状体动脉，主要供血于纹状体和丘脑；皮质支分为大脑前动脉和大脑中动脉，主要供血于额叶内侧面及颞叶突面、顶叶等。颈内动脉血栓形成，常造成大面积脑梗死，临床症状危重并变化不一。病程可呈急性、慢性进展型，发病前多有 TIA 发生。症状可有偏瘫、偏盲、偏身感觉障碍，霍纳征阳性和动眼神经麻痹。如病变发生在主侧半球，可出现失语和精神障碍。

2.大脑中动脉血栓形成

临床症状和体征与颈内动脉血栓形成相似。

颈内动脉系统血栓形成主要的威胁在于它能造成大面积脑梗死或周围形成水肿，使颅内压迅速增加，中线移位出现脑疝，如梗死后合并出血，更会加速加重脑疝的形成，临床可出现意识障碍、昏迷、呼吸障碍、高热等，进而危及生命。

（三）脑栓塞

脑栓塞与脑血栓形成不同的是使脑供血动脉闭塞的原因不同，血管闭塞常是因各种心脏病、心脏瓣膜病等造成的栓子脱落，阻塞了脑动脉所造成的一系列临床症状、体征，除发病急骤外，基本同脑血栓形成。

三、治疗

（一）脱水

大面积脑梗死由于脑组织缺血坏死造成脑水肿，颅内压骤然升高，如不及时降低颅内压将导致脑疝而死亡。降低颅内压的方法具体如下。

1.渗透性脱水

常用药物有20%甘露醇，成人按每次1～2g/kg静脉快速滴入或注入，10～20分钟即产生脱水效果，使颅内压降低，但4～6小时颅压可升到原来水平，故需重复用药。用药时应注意补充电解质。山梨醇用法与剂量基本与甘露醇相同，但作用略差于甘露醇。高渗葡萄糖，主要维持时间短，况且老年人多伴有糖尿病，故使用受到一定限制。血清白蛋白是胶体性脱水剂，主要用于脑水肿合并体液大量丢失和休克者，但作用缓慢且价格昂贵。

2.利尿性脱水

常用药呋塞米，作用快，但作用弱于甘露醇，且电解质丢失明显，可与甘露醇交替使用。

3.肾上腺皮质激素

地塞米松降颅压作用较强，水钠潴留副作用小，急性期可静脉给药，每日每次 10～20mg，除此之外，地塞米松可降低机体对疾病的强烈反应，提高机体自身调节。

（二）超选择性动脉内溶栓治疗

发病 12 小时以内，大面积脑梗死还未形成时，在使用脱水剂的基础上，经脑血管造影后证实为颅内动脉主干或大的分支闭塞者，CT 扫描未见大面积新梗死或梗死后的出血，除外有出血倾向体质者可行超选择性动脉内溶栓治疗。使用方法：经全脑血管造影明确闭塞动脉后，经微金属导丝导入微导管，将导管端导至闭塞部位，然后经微导管缓慢注入尿激酶 10 万～30 万 U（以 15mL 生理盐水稀释并加入低分子右旋糖酐 15～20mL），约 60 分钟注射完毕，此后再经微导管注入少量造影剂观察闭塞血管是否已开通，如未开通可再次给予尿激酶，但总量不宜超过 40 万 U。多数学者报道，发病至溶栓时间越短，同时在脱水剂、激素的应用下闭塞血管的再通率越高，临床症状改善越好。治疗中需注意的并发症首要是出血倾向，最多见的是穿刺部位的出血。注意掌握术后局部压迫的力度和时间的长度。

（三）手术治疗

如脑动脉大的主干闭塞，又超过了超选择性动脉内溶栓最佳时机，发生了大面积脑梗死，出现高颅压脑疝，脱水剂的使用已远远不能奏效时，此时应果断行手术减压治疗。目前多采用切除双侧额颞顶区大骨瓣减压术，临床效果显著，可以及时挽救患者的生命。

（四）全身支持治疗

1.保持呼吸道通畅

大面积脑梗死患者常伴有意识障碍，各种反射减弱，此时要积极防止呼吸道阻塞，取出假牙。在使用抗生素的同时早期采取气管插管或气管切开术，这对及时清除呕吐物、口腔气管分泌物非常有利，能及时避免患者因分泌物不能排出而造成的肺不张或窒息。此外，为使用人工呼吸器创造了条件。

2.重要脏器的保护措施

在治疗过程中要积极防治脑心综合征的出现，应随时观察有无心衰、心肌缺血、心梗的存在，应进行 24 小时心电监测，以便发现问题及时处理。应预防肺水肿的出现和消化道出血。大面积脑梗死的患者常合并上消化道出血，早期下胃管给予间断胃肠减压，目的是防止呕吐和呕吐物阻塞呼吸道，同时可选用抑制胃酸分泌的药物，如甲氰咪胍 0.4～0.6g 加入静滴液体小壶，洛赛克 40mg 加入小壶。及时给予留置导尿管，间断开放导尿管，同时注意会阴部卫生和膀胱的冲洗。

3.高热的处理和皮肤护理

首先可用物理降温，如枕冰袋，使用颅脑降温仪和酒精擦浴，同时可给予药物降温，如柴胡注射液 4mL，肌内注射。消炎痛栓半粒至一粒塞肛等。有意识障碍者一般不主张使用人工冬眠降温。如上述方法不能奏效，患者高热又达 40℃以上，可用人工冬眠方法降温，但此时应严密观察患者生命体征，保持血压稳定，冬眠药物给予剂量应在 1/3 或 1/2 量。注意翻身、叩背、按摩，防止发生褥疮，及时更换被汗渍、尿液浸湿的被褥等。

四、护理评估与体会

（一）护理评估

1.家庭支持系统评估

大面积脑梗死因其病情严重，预后效果具有不确定性，因此应充分向家属交代病情可能的进展，评估家属接受程度、配合程度和心理预期；同时家属积极参与到患者的救治过程中，能为患者提供心理与情感支持，有利于建立患者信心和毅力。杜蕾等的研究表明，良好的家庭支持有利于提供脑卒中患者后期的社会参与功能。

2.疾病综合评估

大面积脑梗死患者多患有高血压、糖尿病、高血脂、房颤等病史。因此应充分了解患者疾病史，评估患者及其家属对疾病相关知识的了解程度和平素服药依从性情况，做好根据评估结果进行饮食、用药的指导和护理，管控好血压血糖水平。

3.语言、肢体功能评估

大面积脑梗死患者多出现语言和肢体功能的异常，本组 32 例患者中，仅有 1 例患者无肢体功能的改变但有语言功能障碍。通过对语言和肢体功能的评估，根据评估结果拟定合适的护理方案，做到有的放矢，能提高护理的质量和效果，提高患者恢复程度。

4.并发症危险因素评估

大面积脑梗死患者极易出现肺部感染、转化出血颅内高压、深静脉血栓等并发症。结合患者病情、身体状况、合作程度，做到预见性护理，早期干预和发现并发症，从而及时采取有效治疗。

（二）护理体会

1.躯体活动障碍护理

（1）脑梗死患者不仅生理功能发生改变，而且会出现卒中后抑郁等多种情感障碍，严重者不能配合各种治疗。因此，首先应做好心理护理，告知患者活动的重要性，取得患者的配合，并鼓励患者利用健侧肢体抓握床档挪动身体等进行主动锻炼。

（2）保持患侧肢体处于良肢位，每2小时协助患者更换卧位1次，翻身或肢体功能锻炼时动作力度控制在适宜范围，防止关节脱位或变形。

（3）每日坚持由康复技师进行至少1次功能锻炼，教会患者和其家属一些简单功能锻炼的方法，在医护技人员指导下自行主动活动锻炼。

（4）在病情稳定情况下，在家属陪伴下逐渐从床上活动增加至床旁、室内和室外活动，同时注意安全，防止跌倒等意外伤害事件。

（5）勿在患侧肢体进行输液等治疗，防止出现肩手综合征。

2.自理能力缺陷护理

（1）生活中有些误区认为生病了不能刷牙沐浴，因此应告知患者及其家属保持清洁的重要性并取得理解认同，保持床单元和衣物的清洁干燥。

（2）做好患者的基础护理：面部、口腔、皮肤清洁，护理中操作应轻柔，保证舒适，同时应有爱伤观念，保护患者隐私。

（3）鼓励患者使用健侧肢体做一些力所能及的事项，比如刷牙、梳头、吃饭等简单活动。

3.语言沟通障碍

（1）向患者解释说话不清楚的原因，缓解患者焦虑情绪，保护患者自尊心，不嘲笑患者。

（2）与患者沟通时要有耐心，态度要和蔼，语气应温柔，语速易缓慢，在患者着急表达不清时可用手抚触患者，缓解患者紧张急躁情况。

（3）采用多种方式进行沟通，可利用手势、卡片、纸笔书写、微笑、点头、摇头、眨眼等方法，满足不同情况下的沟通。

（4）鼓励家属多与患者进行交流，及时鼓励患者的细小进步，增强患者的信心。

4.低效型呼吸形态护理

（1）保持呼吸道通畅，翻身或每班交接患者时进行叩背，利于咳嗽排痰。

（2）每天早上起床时和晚上睡觉前，进行叩背，指导患者咳嗽排痰，对咳嗽无力者，可适当予以吸痰。

（3）给予雾化吸入，遵医嘱使用祛痰药物，使用抗生素时应严格按时间，保证药物的血药浓度。

（4）多饮水，监测体温变化，出现异常情况及时汇报医师。

5.营养失调护理

（1）进食前协助患者采取舒适体位，饭前保持愉悦心情。

（2）采用半流或软食，利于患者咀嚼吞咽，喂饭时速度宜慢，每次喂食量宜小，患者吞咽后再继续喂食。

（3）为防止患者发生呛咳误吸，饮水或流质时，可将患者头下埋，让下颌贴于颈脖处。

（4）进食时，保持环境安静，勿与患者交谈或分散其注意力。

（5）留置鼻饲管时，应做好鼻饲管护理。

6.排便异常的护理

（1）制作防便秘措施单，贴于患者床头，提醒家属及护理人员按照措施表进行护理。

（2）增加患者蔬菜水果摄入量，多饮水。

（3）饮食中可增加麻油等油脂类食物，保持肠道润滑。

（4）早晚进行肚脐周顺时针反向按摩，30分钟/次左右，刺激肠道蠕动。

（5）必要时使用开塞露等药物帮助排便，也可使用肚脐贴敷中药制剂促肠蠕动。

（6）病情允许时，尽早下床活动，促进肠蠕动。

7.预防感染护理措施

（1）做好呼吸道护理，防止吸入性或坠积性肺炎。

（2）留置尿管者做好尿管护理，尿道口常规进行清洁，必要时消毒。定期留取尿培养，根据结果选用抗生素。出现尿液浑浊或有沉淀物时，多饮水或适当行膀胱冲洗。

（3）尽早拔除各种管道，减少感染途径。

8.预防压疮的护理

（1）保持床单位清洁干燥，及时更换汗湿被服。

（2）每2小时翻身1次，翻身时动作要轻柔，避免拖拉拽等动作，受压骨凸处予以软枕保护。必要时使用皮肤减压敷贴。

（3）合理饮食，加强营养，提高机体抵抗力。

（4）严格交接班，及时发现皮肤异常情况并进行处理。

9.预防颅内高压和深静脉血栓并发症的护理

（1）严密观察患者意识瞳孔、生命体征变化，发现有剧烈头痛、呕吐、双侧瞳孔不等大等颅内压增高症状，应立即报告医师进行处理。

（2）适当抬高床头，减轻脑水肿。

（3）指导患者避免用力排便、用力呛咳、情绪激动等增高颅内压的因素。

（4）及时使用甘露醇等脱水剂，严格记录出入量，及时进行血检，注意有无肾功能受损和水电解质紊乱情况。

（5）在医师指导下按脑卒中二级预防措施用药。

（6）指导患者定时在床上行主动被动肢体活动，病情允许时，早期下床活动。

第二节　脑卒中危重症

一、呼吸道的管理

大脑是机体耗氧量最大的器官，占人体总耗氧量的1/4。大脑对缺氧的耐受能力极差，一旦二氧化碳蓄积，脑血管扩张，可使脑血容量剧增，而危重患者常伴有呼吸道不畅或肺部炎症，因缺氧而导致颅内压增高，加重病情。故此，在危重患者的急救和治疗过程中，保持呼吸道通畅，维持有效通气和充分的气体交换，是争取救治时间，保障心、脑、肾等重要脏器功能，以及确保各种治疗顺利实施的首要环节。

（一）无创通气

无创通气具有使患者舒适、无痛苦，以及可保留语言、吞咽及咳嗽等功能，避免插管或切开气道所致的多种并发症。由于目前面罩质量的改善、漏气补偿技术的使用、通气模式改进、触发灵敏度提高等技术的完善，无创正压通气已得到普遍的使用。无创通气避免了与插管有关的损伤，保护了气道的防御功能，降低了肺部感染等并发症的发生率，降低病死率，同时降低了医药费用，节省了医疗开支等。

1.无创通气的适应证与禁忌证

（1）适应证

①慢性呼吸衰竭：慢性阻塞性肺疾病（COPD）引起者。

②成人呼吸窘迫综合征（ARDS）早期。

③传染性非典型肺炎（SARS）。

④心源性肺水肿。

⑤呼吸睡眠暂停。

⑥肺间质纤维化。

（2）禁忌证

①心跳呼吸停止。

②昏迷：但 $PaCO_2$ 升高引起的可试用。

③自主呼吸微弱，随时呼吸停止者。

④误吸可能性高。

⑤合并其他脏器功能衰竭。

⑥面部创伤/术后/畸形：无法佩戴面罩。

2.无创通气的连接

选择适合患者脸型和大小的口鼻面罩对减少漏气、保证患者应用时的舒适度和提高依从性具有重要意义。连接的紧密性和舒适性对疗效和患者耐受性有很大的影响，头带可起到固定面罩与患者头部的作用。

3.参数的设置

根据疾病的不同和血气测定结果来选择无创通气 PSV 或 CPAP 治疗的参数，一般采用同步通气模式，维持 SaO_2 在 90%以上。当 SaO_2 低于 90%时，可通过增加通气压力、延长吸气时间、适当增加 CPAP 和增加供氧来解决。

4.无创通气的护理要点

（1）及时清理口腔及呼吸道的分泌物、呕吐物、凝血块等，是预防肺炎及肺不张的重要措施。吸痰时动作轻柔，防止黏膜损伤。对有颅内压增高者，吸痰时更应注意勿使呛咳过剧而增加颅内压力。当患者仍有咳嗽反射时，也可适当予以刺激使之咳嗽，有利于排痰。适当加强气道湿化，注意水分的摄入。

（2）患者采取侧卧位或俯卧位，以利于呼吸道分泌物排出，防止呕吐物误吸而引起吸入性肺炎。加强人工辅助排痰，一般每 2 小时翻身 1 次，翻身时叩击背部使痰松动，有利于痰液排出。

（3）舌后坠影响呼吸者，可采取侧卧位并托起下颌，必要时放置口咽通气管以改善呼吸道的通气情况。

（4）观察面罩对患者是否适合，有无漏气、皮肤有无损伤等，注意头带固定面罩的松紧度，间歇松开面罩，必要时面部贴水胶体敷料，保护受压部位皮肤，防止皮肤损伤。

（5）预防胃胀气，通气压力不宜过高，一般不超过 25cmH₂O，必要时行胃肠减压。

（二）有创通气

人工气道是通过鼻腔、口腔或直接在上呼吸道置入导管而形成的呼吸通道，人工气道既是保证气道开放，防止气道不通畅或被阻塞的主要措施，也是连接患者和呼吸机的唯一途径。人工气道的目的在于纠正患者的缺氧状态及有效地清除气道内分泌物。人工气道的护理是呼吸机治疗中很重要的环节，人工气道的护理质量直接影响着机械通气的疗效。

1.人工气道的分类

气管插管是将一导管经口或鼻插入气管内建立的气体通道，它是保证气道通畅而在生理气道与空气或其他气源之间建立的有效连接。气管切开是指切开颈段气管前壁，使患者可以经过新建立的通道进行呼吸的一种技术，是抢救危重患者的急救技术。根据病情的轻重缓急及治疗时间的长短，人工气道一般可选择气管插管及气管切开。气管插管按路径不同可分经口和经鼻气管插管两种。

2.人工气道的护理

（1）人工气道的固定

①气管插管要妥善固定，防止移位或滑出。对经口气管插管者，固定时应用牙垫，以防气管插管弯曲或患者咬扁插管。为防止因咳嗽时导管脱出，可用一根带子固定导管和牙垫后绕颈后于一侧面颊部打一死结；经鼻气管插管则剪一根长约 10cm、宽约 2.5cm 的胶布，从一端中间剪开 7cm（呈 Y 形），未剪开的一端胶布固定在鼻翼部，剪开的一端胶布分别环绕在气管插管的外露部位后，最后固定在鼻翼部。气管切开置管固定则准备两条带子，分别系于套管两侧，其中一根带子绕过颈后在一侧打一死结，固定带松紧适宜，以容纳一指为宜。每班要准确记录插管插入的深度。

②气囊的充气与放气：气囊充气后可起到密闭固定的作用，保证潮气量的供给，预防口腔和胃内容物的误吸。如果气囊充气量过大，压迫气管壁过久，会造成气管黏膜水肿、糜烂、溃疡以致狭窄。为了减轻气囊对局部黏膜的压迫，可采用高容低压气囊，避免过度充气，用气囊测压器可准确测量气囊的压力。理想的气囊充气压力宜控制在 25～30cmH₂O，

既可有效封闭气道，又不高于气管黏膜毛细血管灌注压，可预防气道黏膜缺血性损伤、气管食管瘘及拔管后气管狭窄等并发症的发生。

③气管切开应观察患者颈部伤口有无出血、皮下气肿等情况，保持套管周围敷料清洁、干燥，每班用乙醇棉球换药，予以"Y"形切口纱块覆盖，有污染、浸湿及时更换，经常擦拭套管外口分泌物，避免咳出的痰液再被吸入。

（2）人工气道的湿化：建立人工气道后由于正常通气途径改变，使呼吸道的水分蒸发较正常平静状态下明显增加，如同张口呼吸感到口干一样。呼吸道干燥，使纤毛的运动功能减退，以及排出呼吸道分泌物和异物的功能减弱。此外，呼吸道水分的丧失，还会使分泌物黏稠，不易咳出或吸出，严重时可能会引起痰栓或痰痂阻塞呼吸道。呼吸道引流不通畅，肺的防御能力降低，易引起下肺部感染或使感染难以控制。因此，气道湿化是人工气道护理的关键。

①呼吸机配备的加温和湿化装置：注意湿化罐内只能加无菌蒸馏水，禁用生理盐水或加入药物，罐内水量要适当，送入气体温度控制在 32～36℃。

②雾化吸入：可用于稀释分泌物，刺激痰液咳出及治疗某些肺部疾病。

③气道内持续泵入湿化液：以输液的方式将湿化液通过延长管缓慢滴入（泵入）气管内，滴速控制在 2～6mL/小时。

④人工鼻的使用：人工鼻又称温-湿交换过滤器（HME），有数层吸水材料及亲水化合物制成的细孔网纱结构的过滤器。它能模拟鼻的功能，将呼出气体中的余热和水汽收集并保留下来，吸气时气体经过人工鼻，以湿热温化的状态带入气道内，保证气道获得有效适当的湿化。同时，它对细菌有一定的过滤作用，能降低管路被细菌污染的危险性。人工鼻每天更换一次，如有痰液阻塞及时更换。

⑤痰液黏稠度分为三度

I度（稀痰）：如米汤或泡沫样，吸痰后负压吸引接头内壁无痰液滞留。

II度（中度黏痰）：痰的外观较I度黏稠，吸痰后有少量痰液在负压吸引接头内壁，易被水冲洗干净，提示可能存在气道湿化不足，需注意加强雾化或气道内滴药。

Ⅲ度（重度黏稠）：痰液外观明显黏稠，常呈黄色，吸引时吸痰管常因吸不出痰液而塌陷，吸痰管内壁上滞留大量痰液，且不易被水冲净，提示气道湿化严重不足，或有严重感染，需加大气道内滴药量，选用敏感抗生素治疗。

⑥人工气道湿化的标准

湿化满意：分泌物稀薄，能顺利通过吸痰管，吸痰管内没有结痂，患者安静，呼吸道通畅。

湿化不足：分泌物黏稠（有结痂或黏液块咳出），吸引困难，可有突然的呼吸困难，发绀加重。此时应加强湿化，加快湿化液滴入速度。

湿化过度：分泌物过分稀薄，咳嗽频繁，需不断吸引，听诊肺部和气管内痰鸣音多，患者烦躁不安，发绀加重。此时湿化液滴入速度应减慢，以免因呼吸道水分过多而影响患者的呼吸功能。

（3）人工气道分泌物的吸引：呼吸道分泌物瘀积、气道阻力增高、通气不足等，可导致呼吸功能障碍，加重缺氧和二氧化碳潴留，所以必须积极清除呼吸道内分泌物。

①吸引频率应根据分泌物量而决定，吸痰动作应轻、稳、准、快，每次吸痰时间不宜超过 15 秒钟。

②为防止吸痰时造成低氧血症，在吸痰前、后给予高流量吸氧 2 分钟。

③吸痰时应注意无菌操作，先吸气管插管或气管套管，再吸口腔，最后吸鼻腔，手法正确，以防产生肺部感染或支气管痉挛等不良后果。

④危重和分泌物较多患者吸痰前加强叩背，以利于分泌物咳出。吸痰时要注意观察患者生命体征的变化及分泌物的性质、颜色和量。

（4）加强口腔护理：重症患者由于长期卧床，痰液无法自行咳出，痰液留在口腔及牙缝内，容易滋生细菌，产生异味甚至糜烂，因此重症患者的口腔护理就显得十分重要。

（三）机械通气的管理

机械通气是指用呼吸机完全或部分替代患者呼吸，以满足机体对氧气基本需求的一种通气方式，主要的目的是提供和改善机体所需的肺泡通气，纠正低氧血症和高碳酸血症，改善氧运输，减少呼吸肌做功，预防和治疗患者呼吸肌疲劳及呼吸肌衰竭。

1.适应证

（1）各种原因引起的呼吸衰竭。

（2）意识障碍引起的呼吸道并发症。

（3）缺氧所致的血压波动。

（4）脑缺氧、脑水肿、颅内压增高。

（5）重症颅脑损伤亚低温治疗时的呼吸支持。

2.禁忌证

（1）大咯血或者严重误吸引起的窒息性呼吸困难。

（2）有肺大疱的呼吸衰竭。

（3）张力性气胸患者。

（4）心肌梗死继发的呼吸困难等。

3.常用机械通气模式

（1）间歇正压通气（IPPV）和同步间歇正压通气（SIPPV）

①间歇正压通气（IPPV），也叫控制机械通气（CMV）：适用于无自主呼吸或自主呼吸很微弱的患者。定容设置潮气量、频率、吸气时间和吸气平台时间，定压预设气道压力、频率、吸呼比等。

②同步间歇正压通气（SIPPV），或称辅助控制通气（AC）：适用于存在自发呼吸，但通气功能不足的患者，利用自发呼吸触发呼吸机供给间歇正压呼吸。预设触发灵敏度、呼吸频率、吸呼比、潮气量。

（2）同步间歇指令通气（SIMV）：自发呼吸的频率（f）和潮气量（TV）由患者控制，间隔一定时间行同步控制呼吸。间歇控制通气之外的时间允许自主呼吸存在，可保证患者有效通气，有利于锻炼呼吸肌，常作为撤离呼吸机前的必要手段。预设触发灵敏度、频率、吸呼比、潮气量。

（3）持续正压通气（CPAP）：在患者自主呼吸的基础上，呼吸机在吸气和呼气全过程中均向气道输入恒定的正压气流而造成。呼吸机内装有灵敏的气道压测量和调节系统，随时调节正气压流的流速，维持气道压基本恒定在预调的 CPAP 水平，波动较小，吸气省力，自觉舒服，呼气期起至呼气末正压（PEEP）的作用。只能用于呼吸中枢功能正常、有自主呼吸者。作为辅助呼吸，可锻炼呼吸肌的功能。插管者可从 2～5cmH$_2$O 开始逐渐增加到 10～15cmH$_2$O。未插管的患者可用面罩或者鼻塞间断使用 CPAP，一般用 2～10cmH$_2$O，最高不超过 15cmH$_2$O。

（4）压力支持通气（PSV）：吸气阻力达到触发标准后呼吸机提供一高速气流，使气道压很快达到预置的辅助压力水平以克服吸气阻力和扩张肺，并维持此压力到吸气流速降低至吸气峰流速的一定百分比时，吸气转为呼气。需预设触发灵敏度及压力支持水平。适用于有一定自主呼吸能力、呼吸中枢驱动稳定者。有较好的人机协调性，感觉舒服，有利于呼吸肌的休息和锻炼。实际运用时需对呼吸频率和潮气量进行监测，并据此调节压力水平。

4.通气参数的调节

（1）潮气量（TV）：按 5～15mL/kg 调节，应避免气道压过高，使平台压不超过 30～35cmH$_2$O，并与呼吸频率相匹配以保证一定的每分钟通气量。

（2）吸气峰流速：理想的吸气峰流速应与自主呼吸相匹配，通常为 40～80L/分钟。

（3）呼吸频率：应与潮气量相匹配，以保证一定的每分钟通气量，一般成年人为 12～20 次/分钟。

（4）呼吸比（I/E）：呼吸功能正常为 1∶（1.5～2）。正常的吸气时间为 1～1.5 秒钟，吸气时间过长至气道内压增高则减少静脉回流，适当延长有利于气体在肺内的分布。呼气延长有利于 CO$_2$ 的排出。

（5）吸入氧分数（FiO$_2$）：长期使用呼吸机一般控制在 50% 以下，对超过 50% 仍不能控制的低氧血症宜加用 PEEP。大于 50% 应警惕氧中毒。

（6）触发灵敏度：呼吸机触发装置有压力触发和流量触发两种，在避免假触发的情况下尽可能小。压力触发为 0.5～2cmH$_2$O，流量触发为 1～3L/分钟。

（7）压力支持通气（PSV）：一般 5～15cmH$_2$O。

（8）呼气末正压（PEEP）：一般 $8\sim15cmH_2O$。

（9）PEEP 是在控制呼吸时的呼气末正压，使气道压力高于大气压，有利于呼气末小气道开放，二氧化碳排出；呼气末肺泡膨胀使功能残气量增加，有利于氧合。主要用于低氧血症、肺炎、肺水肿、手术后的预防、治疗肺不张、COPD 患者等。但应用 PEEP 使胸腔内压增高可加重 ICP 的增高，故神经重症室颅内压增高患者，通常使用的 PEEP 以 $3\sim5cmH_2O$ 为宜。最佳 PEEP 指保证血气正常而对心排血量影响最小时的 PEEP 水平，严重循环功能衰竭、低血容量、肺气肿、气胸、支气管胸膜瘘等不适宜用 PEEP。

5.机械通气患者的观察和护理

对机械通气患者，护理水准的高低决定着机械通气治疗的成败。为确保机械通气治疗的效果，护理中应注意以下几个方面。

（1）维持连续性及密闭性监测，确保通气的效果

机械通气对机体的影响既有好的一面，也有不好的一面，因此应做好各种监测避免负面影响。一般情况的床边监测包括意识状态、皮肤黏膜色泽、呼吸运动和呼吸音、心律和心率、血压、尿量、胸部体征、体温、痰、血气变化等。呼吸机使用得当，患者一般情况迅速好转，烦躁者变为安静，发绀消失，呼吸循环趋于稳定，胸廓随呼吸机的节律性通气而起伏，双侧呼吸音清晰、对称。

（2）监测并预防可能出现的并发症

①人机对抗：机械通气与自主呼吸不协调而发生对抗。主要表现为呼吸机出现报警；患者躁动，呼吸频率增加，通气量却减少，呼吸循环负担加重，严重时可导致窒息或休克。一旦发生应立即寻找原因，针对不同的原因进行处理。如原因一时不清可暂停呼吸机改用简易呼吸器，待明确原因后再进一步对因处理。因神志清楚不适应者应做好解释工作，以取得配合；也可以先用简易呼吸器过度，使患者慢慢适应，逐渐摸索出适当的频率及潮气量。行控制通气方式时，在排除患者以外的原因后可应用镇静药、肌松药等，以阻断患者的自主呼吸。在机械通气治疗过程中，如因氧耗量增加或二氧化碳产量增加引起者，可适当增加通气量或吸氧浓度，仔细调节潮气量、吸气流速和呼吸时间比等参数。对烦躁、疼

痛、精神紧张引起者，应进行充分镇静和镇痛。如因发生气胸、肺不张等并发症而引起对抗者，应及时处理。行辅助通气方式时，如经适当处理不能奏效，患者自主呼吸频率快、幅度大，可使用药物抑制自主呼吸，转换成控制通气或辅助/控制通气。

②心排血量减少及低血压：正压通气对心脏及大血管的挤压作用使回心血量减少，心排血量下降，使肺血管受压，肺循环阻力增加，右心负荷加重，回心血量减少，血压下降。此时，应重新调节通气参数，使平均气道压降低。

③气压损伤：造成气压损伤的直接原因是吸气压力峰值的增高，表现为气胸、纵隔气肿、肺间质积气、皮下气肿、心包周围积气及气腹等。应适当调节潮气量、吸气压力及PEEP，注意在吸痰、咳嗽时避免气道内压的突然升高。若发生气胸应及时、果断地进行抽气或闭式胸腔引流，吸入纯氧，必要时撤离呼吸机。

④呼吸道梗阻：机械通气时，呼吸道可因痰栓、血栓或其他异物造成梗阻。表现为吸气压力上升，通气量下降，应及时检查气管插管或气管切开套囊，套囊和插管异位时随时纠正。定期吸痰和胸部体疗，每隔1～2小时气管内滴注2～10mL生理盐水。支气管痉挛者可给予镇静药、支气管扩张药，必要时行纤维支气管镜检查，明确梗阻原因，吸出痰栓、血栓或其他异物。

⑤肺不张：最常见由痰栓阻塞引起。应定期吸痰，加强翻身、叩背等胸部体疗措施，应用支气管扩张药及雾化治疗，使用简易呼吸器膨肺，必要时用纤维支气管镜吸痰以解除小气道梗阻。

⑥呼吸机相关性肺炎（VAP）：肺部感染是神经危重症患者最常见的院内感染形式，大约50%的院内肺部感染的发生与机械通气有关。气管插管时患者肺部感染的发生率增加了5～20倍，随机械通气时间的延长而增加。气管插管中，每天有1%～3%的患者可能发生VAP。在早期院内肺部感染中，23%为嗜血杆菌感染，19%为革兰阴性细菌感染。而进入重症病房3天后发生的肺部感染，50%以上是革兰阴性细菌引起的。护理人员应做好如下预防及护理。

a.直立位、经常吸痰和胸部物理治疗有助于减少上呼吸道分泌物的产生及流入下呼吸道的可能。

b.在对患者进行呼吸方面的护理及操作前要先洗手，呼吸道局部操作时应特别注意避免污染，要按照标准操作规程更换和清洗气管导管和雾化器，此项措施可降低带入更多微生物的危险。

c.仔细选择气管导管穿过上呼吸道的方式和位置，可预防医院内肺部感染。

d.与经鼻气管插管不同，经口气管插管可减少微生物经鼻咽部进入下呼吸道的机会，同时降低鼻窦炎的危险。

e.预防性地使用抗生素并不能预防肺部感染的发生，反而可能使未来出现具有更强抗药性的细菌感染。

f.持续抽吸气管插管部位以上蓄积在声门下的分泌物，可以降低发生院内 VAP 的危险，故可选择专门的可持续吸痰的气管插管的医疗器材。

g.气管插管：经口插管留置时间一般不超过 72 小时，经鼻插管不超过 1 周。检查鼻腔是否中隔歪曲异常等，选择通气良好侧鼻孔。如遇颈短、喉结过高、体胖而难以暴露声门者，要协助按压喉结、肩垫高以便清楚暴露声门，方便医师操作。

h.行口鼻腔护理，一日 4 次，同时清洁气管插管。每次清洁口腔，若发现舌面不平，可用压舌板纠正，更换牙垫放置的位置，避免同侧舌面长期受压，并给予舌面涂抹甘油或石蜡油，防止干裂。若发生溃疡面可给予治疗口腔溃疡的外用药。

i.吸痰要严格无菌操作，不主张常规放气囊，因为气囊的作用是密闭气道，防止气囊上滞留物进入肺部。如果放气囊则要做好气囊上滞留物的清除。国外研究表明，放气囊与不放气囊对气管的损伤和由此引起的并发症并无多少差别，若气囊滞留物清除不彻底易引起VAP。

⑦通气不足或通气过度：通气不足主要表现为 $PaCO_2$ 升高，应增加呼吸机的潮气量及呼吸频率，保持气道通畅。通气过度表现为通气性碱中毒，可导致心排血量下降、诱发心律失常、加重组织器官缺氧、引发癫痫等。治疗上可降低潮气量和呼吸频率，采用 SIMV 通气，呼吸频率过快者可用镇静药或麻醉药抑制自主呼吸。

⑧喉头水肿：气管插管过长或不规范的治疗操作可导致喉头水肿。治疗上可采用激素雾化吸入，并尽可能拔除气管插管，严重者可考虑气管切开。

（3）呼吸机报警监测及处理

如有报警应迅速查明原因，及时给予排除，否则会危及患者的生命。如报警原因无法确定，首先要断开呼吸机，使用简易呼吸器，维持通气，保证患者的安全，再寻求其他方法解除报警。

6.呼吸机的撤离

呼吸机应用的时间随患者病情而异，少则数小时，多则数个月。机械通气治疗后，一旦患者病情改善，呼吸功能恢复，就需要考虑停用呼吸机，不应一味延长应用时间。因为人工气道建立时间过长，不仅增加痛苦，还会影响肺功能的恢复，日后可能因此而产生对呼吸机的依赖，给日后脱机带来困难。另外，人工气道的持续建立和开放，还会妨碍主动排痰能力，增加肺部感染的机会和途经。

（1）撤离呼吸机的指征

①患者经过机械通气治疗后病情改善，呼吸功能逐渐恢复，能自主摄入一定的热量，营养状况和肌力良好。

②呼吸功能明显改善，呼吸平稳，自主呼吸强。

③循环功能稳定，末梢红润，患者安静。

（2）撤离呼吸机的方法：撤离呼吸机的难易程度主要取决于患者原发病对肺功能损害的程度及原有肺功能不全患者对呼吸机产生的依赖，撤离呼吸机一般在白天进行，晚上让患者休息。

①直接撤离法：适用于短期机械通气的患者。患者原肺功能状况良好，因突发因素或某种疾病造成呼吸衰竭，需要应用机械通气的患者。先降低呼吸机辅助条件，再撤离呼吸机。

②分次或间断撤离法：主要是针对原有肺功能不全、因某种原发病对肺功能损害严重或者是并发肺部感染的患者；撤离呼吸机的标准基本达到，但是很勉强时，可以采用分次

或间断撤离呼吸机的方法。

③间断脱机法：指将脱机的时间分开，先是每日脱机几小时，以后视情况逐渐增加脱机的次数或延长每次脱机的时间，最后还可以改成逐日或白天脱机、晚上上机等，直至完全停用。

（3）拔除气管插管

①拔管前做好解释工作，以取得配合。

②拔管前 30 分钟遵医嘱给予地塞米松针 5～10mg 静脉注射及雾化吸入，预防气道痉挛及喉头水肿。

③做好用物准备，备好吸氧装置、简易呼吸器等。

④拔管前把患者床头摇高 30°～45°，充分吸引气道、口腔内的分泌物，尤其要吸引导管外的气囊周围的分泌物，再抽尽气囊内的气体后两人配合缓慢拔除导管。拔管时吸痰管停留于气管插管内，拔除气管插管时，吸痰管仍可彻底吸引气道分泌物。拔管后鼓励患者咳嗽，咳出气道内分泌物以确保呼吸道通畅，并予口腔护理，再次清除气道内分泌物，随即给予高流量吸氧。

⑤拔管后患者可能出现喉头水肿，可预防性给予生理盐水 10mL 加地塞米松 5mg 雾化吸入。

二、营养的管理

神经重症患者常伴有吞咽困难、意识障碍、精神障碍、延髓麻痹、神经源性呕吐等严重并发症，进而影响患者的进食，同时在严重应激因素的作用下，机体处于高分解、高代谢状态，可迅速出现低蛋白血症、免疫力下降甚至多脏器功能障碍。及时、合理、充分的营养支持可以改善患者的全身情况，降低危重症患者并发症的发生率和病死率，是综合治疗的重要组成部分，是危重患者抢救治疗的重要环节，是一切治疗的保障。早期营养支持并给予监测是保证患者营养的重要手段。随着基础理论和应用研究的日趋深入，营养支持已经成为一门综合治疗技术，尤其对于危重症患者来说，更是阻止疾病发展、促进患者恢复的重要措施。

（一）营养评估

营养评估是通过人体组成测定、人体测量、生化检查、临床检查以及多项综合营养评定方法等手段，判定人体营养状况，确定营养不良的类型和程度，评估营养不良所致的严重后果，并监测营养支持的疗效。营养评价的指标主要包括以下几点。

1.体重

体重是营养评定中最简单、直接而又可靠的指标，是沿用已久而且目前仍是最主要的营养评定指标。理想体重百分率=实测体重/理想体重×100%。

2.皮褶厚度

皮下脂肪含量约占全身脂肪总量的50%，通过皮下脂肪含量的测定可推算体脂总量，并间接反映热能的变化。

3.上臂围（AC）

被测者上臂自然下垂，取上臂中点，用软尺测量，软尺误差不得大于0.1cm。

4.上臂肌围（AMC）

上臂肌围可间接反映体内蛋白质储存水平，它与血清白蛋白水平相关。

5.血浆蛋白水平

可反映机体蛋白质营养状况，最常用的指标包括血清白蛋白、转铁蛋白、甲状腺结合前白蛋白和视黄醇结合蛋白。

6.氮平衡与净氨利用率氮平衡（NB）

其是评价机体蛋白质营养状况的最可靠和最常用指标。

7.肌酐/身高指数（CHI）

肌酐系肌肉中的磷酸肌酸经不可逆的非酶促反应，脱去磷酸转变而来。肌酐身高指数是衡量机体蛋白质水平的灵敏指标。

8.免疫功能评定

细胞免疫功能在人体抗感染中起重要作用。蛋白质热量营养不良常伴有细胞免疫功能损害，将增加患者感染率和病死率。通常采用总淋巴细胞计数和皮肤迟发性超敏反应来评定细胞免疫功能。

（二）营养支持的定义

临床营养支持是通过消化道以内或以外的各种途径及方式为患者提供全面、充足的机体所需的各种营养物质，达到预防或纠正热量-蛋白质缺乏所致的营养不良的目的，同时起到增强患者对严重创伤的耐受力，促进患者康复的作用。

（三）营养支持途径的选择

营养不良严重削弱了机体重要器官的功能，延迟损伤组织的修复，并降低机体免疫力，易导致感染等不良后果的发生。临床上及时发现并预防营养不良的存在，予以正确诊断，通过恰当途径，提供给危重患者有效的营养支持治疗，对帮助其度过危重期具有重要意义。营养途径的选择取决于营养不良及高代谢的程度，当前营养支持有肠内营养和肠外营养两大类方法，其目的是纠正已经存在的营养不良，以改善危重患者的代谢状态，减少并发症的发生，促进病情好转。

1.肠内营养（EN）

肠内营养是经胃肠道提供代谢需要的营养物质及其他各种营养素的营养支持方式，是一种简便、安全、有效的营养治疗方法，其决定于时间长短、精神状态与胃肠道功能。与肠外营养相比，肠内营养更加符合生理状态，能维持肠道结构和功能的完整，且费用低，使用和监护简便，可避免与静脉导管相关的并发症，在临床营养治疗中占有重要的地位。肠内营养的途径有口服和经导管输入两种，其中经导管输入包括鼻胃管、鼻十二指肠管、鼻腔肠管和胃空肠造瘘管。

（1）肠内营养支持的输注途径

①经鼻胃管途径：适用于短期肠内营养支持（＜4周）且无误吸危险的患者。

②经鼻空肠置管喂养：适用于短期肠内营养支持（＜4周）且有误吸危险的患者。

③经皮内镜下胃造口：适用于长期肠内营养支持（＞4周）且无误吸危险的患者。

④经皮内镜下空肠造口：适用于长期肠内营养支持（＞4周）且有误吸危险或有食管、胃疾病或者腹部创伤、疾病的患者。

（2）肠内营养的输注方式：肠内营养的输注方式有一次性给予、间歇重力滴注和持续性经泵输注 3 种方式。对于危重患者，由于存在一定的肠内功能障碍，多难耐于一次性给予和间歇重力滴注，最好选用持续输注。

①一次性推注是指每日数次，每次定时用注射器推注 200～250mL 肠内营养液进行喂养的方法，每次推注时间 5～10 分钟。该方式仅适用于经鼻胃置管或胃造口的患者，空肠置管或肠造口患者不宜使用，可导致肠管扩张而产生明显不适的症状。实施时从 100mL/次起，时间间隔约 2 小时，逐渐增加至最大量 250mL/次，每日 4～6 次。该推注方式的主要缺点有：部分患者初期不耐受，可出现恶心、呕吐、腹胀等症状；增加护士的工作量；需要较粗管径的喂养管，会使患者产生不适感；很难给予大量营养液；不能用于小肠喂养等。

②间歇重力滴注是指在 1 小时左右的时间内，将配制好的营养液置入输液容器中，输液管与胃管相连，借重力作用缓慢滴入胃肠内的方法。一般 4～6 次/天，每次 250～500mL，速度为 20～30mL/分钟，此方法的主要缺点是可能会发生腹胀、恶心、胃肠排空延缓等症状。

③连续性经泵输注，是指营养液在营养泵的控制下连续输注 1～24 小时的喂养方式。实施时开始速度较慢，首日肠内营养输注 40～60mL/小时，检查患者耐受性，如无不适，次日可输注 80～100mL/小时，12～24 小时输注完毕。每小时可用 20～30mL 温水冲洗管道 1 次，每次给药前后用 20～30mL 温水冲洗管道，冲洗的方法宜使用脉冲式。

上述任何一种输注方式在患者刚开始管饲或禁食一段时间再开始管饲时，均应由少量喂饲开始，再根据个人情况逐步调整至患者所需的营养量，不足部分可由静脉补充。

（3）肠内营养并发症的监护与防治措施：肠内营养的并发症主要有胃肠道并发症、代谢性并发症、机械性并发症和感染性并发症 4 大类。临床上发生率最高的是胃肠道的并发症，其次是代谢方面的并发症，感染并发症中误吸导致的吸入性肺炎是最严重的并发症。

①胃肠道并发症：主要有恶心、呕吐、腹泻、便秘等，主要由于饮食气味不佳、输注速度过快、乳糖不耐受、营养液浓度过高，处理时应针对不同病因采取相应措施。

监护要点：妥善固定喂养管，定时冲管，保持通畅，每次输注或喂药后喂养 30mL 的温开水冲管,定时换管,输注导管应每日更换。行喂养前应检查胃内残留物的量,大于 100mL 应暂停输注数小时或减慢输入速度,注意营养液的温度及输注速度。

②代谢性并发症:主要有水、电解质与酸碱失衡、血糖紊乱及微量元素缺乏等,预防的关键是每天监测出入量、血生化变化,监测电解质,注意补充水量及其他的异常丢失。

监护要点:准确记录出入量及监测血常规、肝功能、血生化、尿糖、血糖等变化,定期进行营养评估。

③机械性并发症:与喂养管的质地、粗细和留置时间有关,主要有鼻咽部、食管、胃黏膜的糜烂、溃疡,应采用优质喂养管,定期做好鼻腔和口腔护理。喂食时将床头抬高 30° 预防并及时处理胃潴留致胃食管反流造成吸入性肺炎。

④感染并发症:误吸最容易发生在胃内喂养者,是一种严重的并发症,应特别注意预防。一旦发生误吸,对支气管黏膜和肺组织将产生严重损害,轻者可致肺炎,严重的可引起窒息。临床表现为呼吸急促,心率加快,X 线表现肺有浸润影。治疗原则:一旦发生误吸,立即停用肠内营养,并将胃内容物吸净,必要时行纤维支气管镜冲洗治疗。

(4)肠内营养支持的监控内容

①喂养管的位置监控:位置改变或脱出应重新调整位置,然后行肠内营养治疗。

②胃肠耐受性监控:注意营养液配方、浓度、速度、温度,观察患者有无腹胀、腹痛、腹泻、恶心、呕吐等症状。

③代谢监控,准确记录出入量、查尿糖和酮体、血生化、电解质等检查。

④营养监控:通过营养评估,定期体检,测蛋白及氮平衡以确定肠内营养治疗效果,及时调整营养素补充量。

(5)肠内营养泵的使用:肠内营养泵是一种运用微电脑控制系统,调节和控制肠内营养液喂饲流量和速度的电子机械装置。肠内营养泵能精确地控制营养液的输注量和速度,避免营养液进入胃肠道的速度过快或过慢,提高患者对肠内营养的耐受性,减少呕吐、误吸、腹胀等不良反应,避免血糖水平的明显波动,有利于营养物质的吸收和利用。肠内营养泵使用注意事项如下。

①注意把握好"三度"，即营养液配方的浓度，营养液输注的速度和营养液的温度。

②管饲前需确定导管位置是否正确，固定良好，管饲时抬高患者床头 30°～45°。

③每次间歇输注后、经喂养管给予其他药物后、各种原因停输后，均须用 25～30mL 温开水冲洗导管，连续输注时每 4～6 小时冲洗喂养管一次。

④营养液输注时间不超过 8 小时，每天需更换输注管。

⑤经喂养管给药时需要注意酸性药品不应与肠内营养液同时输注，固体药物应充分溶解后再经导管给予，药物给予前后均应用 30mL 温开水冲洗导管。

⑥观察输注过程中患者的反应，早期发现，早期处理。

⑦记录每日出入量，输入营养液的总量、浓度、输注方式及输注速度。

⑧定期评估患者营养状况。

⑨肠内营养泵的故障排除：每一种营养泵都有报警装置，当出现故障时，泵会发出报警声音，同时屏幕会有符号或文字提示。大多数故障，只要遵循仪器使用说明书的指引一般都可以自行排除。

2.肠外营养（TPN）

肠外营养是指营养物质通过静脉途径投给完全和充足的营养素，以维持机体正氮平衡，预防和纠正机体热量及蛋白质缺乏所致的营养不良，增强患者对严重创伤的耐受性，加速伤口愈合，促进疾病康复。凡是引起机体营养代谢障碍，而又不能或不宜接受肠内营养的患者可实行肠外营养。TPN 治疗目前已成为临床危重症和严重营养不良患者支持治疗的重要措施。

（1）肠外营养的适应证

①胃肠道功能障碍：如胃肠道梗阻、胃肠内瘘、肠道炎性疾病急性期发作或术前准备时。

②严重腹腔内感染或腹膜后感染者。

③高代谢状态：如严重外伤、烧伤等。

④严重营养不良患者等。

（2）营养液的配制：将脂肪乳剂、氨基酸、糖类、电解质、微量元素及维生素等各种营养液混合于密封的 3L 输液袋中，称为全营养混合液，配制的注意事项如下。

①配制营养液所有操作要严格执行无菌操作规程。有条件的医院，应由药房或制剂室完成或在病房内设有专门的配制室，配备专职药师或护士。每次配制前和配制后均应按规定对配制室进行清洁消毒，定时对配制室内进行无菌监测，确保无菌程度的可靠性。

②配制营养液期间应减少人员出入。

③按照正确的配液顺序配制液体。

④对易发生配伍反应的药物不能用同一注射器抽吸，防止发生配伍反应。

⑤混合的顺序：水溶性维生素、微量元素和电解质加入氨基酸溶液或葡萄糖液中，将磷酸盐、胰岛素加入另外的葡萄糖液或氨基酸溶液中，将脂溶性维生素加入脂肪乳剂，用 3L 袋把上述含有各种添加物的液体，按葡萄糖、氨基酸、脂肪乳剂的顺序进行混合，钙剂和磷酸盐应分别加入不同的溶液内稀释，以免发生磷酸钙沉淀。在加入氨基酸和葡萄糖混合液后，检查无沉淀生成，方可再加入脂肪乳液体。

⑥不得加入没有经过实验验证的其他药物。

⑦加入液体体积总量应等于或大于 1500mL，混合液中葡萄糖的最终浓度为 5%～23%，有利于混合液的稳定。

⑧营养液最好现配现用，一般 24 小时内输完，最多不超过 48 小时，且放在 4℃冰箱内保存。

⑨配制过程中如发现浑浊、沉淀、结晶、变色等异常现象，应立即停止操作，待查明原因并解决后方可继续，或与医师联系修改处方后再进行配制。

（3）肠外营养的输注途径：静脉营养输注主要通过两大途径，即周围静脉导管和中心静脉导管，需根据患者静脉条件、既往静脉置管史、出凝血功能、预计肠外营养持续时间、护理水平等，选择适宜的输注途径。

①经周围静脉输注途径：短期肠外营养（＜2 周），营养液渗透压低于 1000mmol/L 者、营养需求量不是很大者、中心静脉置管禁忌或不可行者、导管感染或有脓毒症者可经周围

静脉输注营养液，成人患者周围静脉穿刺首选上肢远端部位。

②中心静脉肠外营养：肠外营养支持时间预计超过2周，营养液渗透压高于1000mmol/L者，可选择中心静脉输注营养液。一般穿刺部位首选锁骨下静脉，股静脉置管的感染发生率和静脉栓塞发生率高于其他部位，所以不推荐作为肠外营养支持途径。

无论是哪一种方法，均应严格控制输入速度，尽量使用输液泵，使营养液能够持续、均匀、恒定地输入，防止心脏的负荷过重，发生心力衰竭。

（4）中心静脉导管的护理

①导管穿刺口敷料的更换：采用透明敷贴，便于观察，每3天更换一次。汗多时可用无菌纱块换药，敷料卷边。穿刺口有渗血渗液，或贴膜内有水蒸气时，应及时更换。

②导管妥善固定：中心静脉导管用于固定的两翼，应缝在患者皮肤上，固定牢固。导管入口，敷料固定，每班观察导管插入深度，固定的缝线有无松动、脱落，经常检查有无回血及通畅情况。

③每日更换输液管道：采用一次性密闭式输液系统，防止液体污染，每次输液前后均用肝素盐水冲洗管腔，防止血栓形成。

④导管一般不作抽血、输血及测中心静脉压等其他用途，以防阻塞污染，只能输注肠外营养液。如发现导管扭折或血液反流而阻塞管道时，严禁将血凝块直接推入血管内，防止血栓意外。

（5）肠外营养并发症的监测与处理

①机械性并发症：肠外营养的机械性并发症与中心静脉导管有关，其中多数发生在导管插入过程中，也有因护理不当引起的，常见的有气胸、空气栓塞、出血、血管及神经损伤、置管处静脉炎等。

②感染并发症：接受肠外营养的患者，具有发生导管相关感染和败血症的高度危险。常见感染菌为真菌、革兰阳性菌和革兰阴性菌，导管置管处可出现红、肿、脓液渗出等症状。美国疾病控制中心定义的局部感染为：导管入口处红肿、硬结、有脓性分泌物。一般感染是因为穿刺置管时没有遵循严格无菌技术、导管护理不当或输注过程受污染致细菌快

速繁殖，导管放置时间过长及异物反应作用和患者存在的感染病灶等原因造成。在肠外营养过程中如出现高热、寒战，而找不到感染病灶的，则高度怀疑导管性败血症存在，应立即拔除导管，同时做血培养及导管头端培养。具体方法是：拔管时注意先局部皮肤消毒，拆除缝线，轻轻拔除，拔除的导管尖端用无菌剪刀剪下 1～2cm 送细菌和真菌培养。拔管后穿刺点局部消毒，同时按压 5 分钟，防止空气沿导管入口进入产生气栓，然后用无菌敷料压迫 24 小时。

③代谢性并发症：多见于长期（2 周以上）应用肠外营养的患者，常见的包括糖代谢紊乱、必需脂肪酸缺乏症、氨基酸代谢紊乱、电解质平衡紊乱、酸碱平衡失调、微量元素和维生素缺乏症等。

（6）肠外营养护理监护要点及注意事项

①肠外营养支持的常规监护主要有 5 点：一是体重。监测体重有助于判断患者水合状态和营养量的供给是否适合。使用静脉营养的 2 周内，应每天测体重一次，以后每周测一次。二是生命体征。监测体温能及时了解感染等并发症，以便早期发现感染征象。每日监测体温 4 次，如患者出现高热、寒战等，应及时寻找感染源，进行抗感染治疗。三是输注速度。最好使用输液泵，准确记录 24 小时出入量，输注速度严禁过快或过慢。四是电解质。监测血常规、肝功能、血生化、尿糖、血糖等变化，及时给予补充或调整。五是营养评价。在静脉营养期间应进行营养状态的动态评价。

②肠外营养支持的注意事项主要有 6 点：一是严格无菌操作，维护好输液管道，减少感染的发生。二是根据计划应用持续输入或循环输入的方法，按时按量均匀完成输液量。三是勤观察，及时调节输液滴速，防止过快或过慢。四是及时更换液体，严防空气进入输液系统形成气栓。五是观察患者的反应，及时发现高血糖反应、氨基酸过敏反应及因脂肪乳输入过快引起的反应。六是加强医务人员对开展中心静脉导管应用的指征、正确的置管及护理的方法、感染控制措施等内容的培训。

三、感染的监护与管理

医院感染是指住院患者在医院内获得的感染，包括在住院期间发生的感染和在医院内获得而在出院后发生的感染，但不包括入院前已开始或入院时已存在的感染。医院工作人员在医院内获得的感染也属医院感染。随着社会经济的发展，脑血管疾病患者以及老龄人口不断增加，患者病情危重、免疫功能低下或频繁接受侵入性操作及抗菌药物的滥用等因素所致。下列情况均属于医院感染。

（1）无明确潜伏期的感染，规定入院 48 小时后发生的感染为医院感染；有明确潜伏期的感染，自入院时起超过平均潜伏期后发生的感染为医院感染。

（2）本次感染直接与上次住院有关。

（3）在原有感染基础上出现其他部位新的感染，或在原感染已知病原体基础上又分离出新的病原体（排除污染和原来的混合感染）的感染。

（4）新生儿在分娩过程中和产后获得的感染。

（5）由于诊疗措施激活的潜在性感染，如疱疹病毒、结核杆菌等的感染。

（6）医务人员在医院工作期间获得的感染。

（一）感染的危险因素

1.基础疾病和年龄

高龄患者比例高，老年人随着年龄的增长，大多伴有慢性肺心病、糖尿病等并发症，加之各功能器官老化，机体免疫功能低下，抵抗能力下降，住院时间长，加大了医院感染的易感因素。

2.危重症患者抗细菌定植能力下降

具有神经系统炎症的患者因长期大剂量使用广谱抗生素及激素类药物可导致菌群失调，促使内源性感染和多重耐药菌株的产生。

3.机体抵抗力降低

意识障碍、延髓病变或由于吞咽功能障碍，增加了胃内容物反流、误吸的机会，且不能进食，全身营养急剧下降，导致机体抵抗能力降低，增加下呼吸道的感染概率；疾病导致神经功能受损，丧失生活自理能力，长期卧床，导致皮肤受损的概率增加。

4.侵入性操作

患者因抢救需要常进行侵入性操作，如中心静脉置管、气管插管、气管切开、脑室引流、机械通气、留置尿管等，均可诱发医院感染。

5.空气和环境

患者周转快、流动性强，医务人员相对配比多造成空气细菌密度大；患者大小便失禁，其排泄物可造成空气污染，污染微生物形成气溶胶造成播散，以致空气传播；加之空气净化装置、手卫生设施不够完善、方便，也是造成医院感染机会增加的危险因素。

（二）引起感染常见的菌群

神经重症病房较多见的感染细菌为：耐甲氧西林金黄色葡萄球菌（MRSA）、耐甲氧西林表皮葡萄球菌（MRSE）、超广谱β-内酰胺酶阳性感染或定植携带者。下呼吸道感染病原菌主要是革兰阴性杆菌，以铜绿假单胞菌所占比例最高，其次是不动杆菌，最后是克雷伯菌；第二位是革兰阳性菌，MRSA引起的占革兰阳性球菌90%以上。泌尿道感染的病原菌70%为革兰阴性杆菌，以肠杆菌科和假单胞菌属为主，革兰阳性球菌占20%，以葡萄球菌和肠球菌为多见，真菌性泌尿系感染约占10%。

（三）感染的预防

世界卫生组织（WHO）发布的有效控制医院感染的关键措施为："高效的消毒灭菌剂、无菌操作、隔离、合理使用抗生素及监测，通过监测进行效果评价。"重症监护病房的患者病情危重，抵抗力降低，易感性增加，各种有创检查和监测增多，治疗监护环境等使ICU具有许多发生院内感染的高危因素。护理工作与医院感染管理是密切相关的，严格遵循消毒灭菌原则，执行无菌操作技术，正确应用隔离技术和护理管理制度是预防外源性感染的前提，运用现代护理和管理手段则是降低医院感染发生率的重要途径。

1.加强医护人员对感染的重视程度

（1）加强医护人员对院内感染重要性的学习和认识。

（2）严格执行ICU医疗器械和一次性物品使用的消毒隔离制度。尽可能使用一次性物品，如需重复使用的物品，应经供应室高压灭菌后使用。

（3）控制多重耐药菌感染的对策：多重耐药患者需转入单间护理，明示隔离标志；患者周围环境与物品，如床栏杆、床头柜、病历夹、门把手等要每日擦拭消毒；医护人员在接触患者时应遵循标准预防，使用手套和隔离衣，治疗护理后及时彻底洗手或用含乙醇的手快速消毒液消毒；对患者使用过的物品与器械需进行高水平消毒；撤销隔离后，床单位进行终末消毒。

（4）注意手部卫生：定期对医务人员进行洗手教育，提高大家对手部卫生观念的认识，促进确立医务人员对洗手行为的信念。

2.做好洗手工作，预防院内感染

（1）严格掌握洗手的指征。

①直接接触患者前后。

②无菌操作前后。

③处理清洁或者无菌物品之前。

④穿脱隔离衣前后，脱手套后。

⑤接触不同患者之间或者从患者身体的污染部位移动到清洁部位时。

⑥处理污染物品后。

⑦接触患者血液、体液、分泌物、排泄物、黏膜皮肤或伤口敷料后。

（2）七步洗手法：第一步，洗手掌。流水湿润双手，涂抹洗手液（或肥皂），掌心相对，手指并拢相互揉搓。第二步，洗背侧指缝。手心对手背沿指缝相互揉搓，双手交换进行。第三步，洗掌侧指缝。掌心相对，双手交叉沿指缝相互揉搓。第四步，洗拇指。一手握另一手大拇指旋转揉搓，双手交换进行。第五步，洗指背。弯曲各手指关节，半握拳把指背放在另一手掌心旋转揉搓，双手交换进行。第六步，洗指尖。弯曲各手指关节，把指尖合拢在另一手掌心旋转揉搓，双手交换进行。第七步，洗手腕、手臂。揉搓手腕、手臂，双手交换进行。

（3）医护人员查房时，每检查完一位患者，用快速手消毒液擦拭双手，再检查下一位患者。对隔离患者尤其应养成良好的洗手习惯。

（4）对洗手进行严格的考评，每月对医务人员进行手部细菌检测培养。

3.加强对环境卫生学监测的管理

包括空气、物品表面、环境表面清洁、消毒等的管理。

（1）病房内空气的消毒：减少探视，房间每天早晚开窗通风30分钟以上，每天早上及中午用1000mg/L含氯消毒液各拖地1次，空气消毒机持续开放消毒，每天紫外线消毒空气3次。每月空气培养1次，菌落不超过限定数，留单备查。

（2）物品表面消毒：每天用1000mg/L含氯消毒液浸泡消毒后的毛巾擦拭床单位、床档、床缘、床头桌，做到一床一巾一消毒；出院患者床单位用臭氧消毒机消毒40分钟；死亡患者还要用紫外线消毒1小时，床垫、枕芯、棉被阳光暴晒6小时。

（3）保证一患一套检查用具（听诊器、叩诊锤、手电筒、血压计袖套等）。体温表用75%乙醇浸泡消毒；听诊器、叩诊锤、手电筒每天用75%乙醇抹拭；氧气装置的湿化瓶每天更换湿化水，每周予75%乙醇擦拭一次；吸痰装置每天用500mg/L含氯消毒液擦拭表面一次，储液瓶每天更换或满2/3随时更换；监护仪表面及各条连接线每天用75%乙醇抹拭，血压计袖带用清水洗干净后用500mg/L含氯消毒剂浸泡消毒30分钟；呼吸机使用期间用75%乙醇抹拭表面，每周更换呼吸机管道，湿化罐用1000mg/L含氯消毒剂浸泡消毒60分钟后，晾干备用；呼吸机传感器每周用75%乙醇浸泡30分钟；呼吸机空气隔膜应每周冲洗2次；心电图机每次使用后用75%乙醇擦拭。每月包括空气培养、物体和环境表面培养、工作人员手培养1次，菌落不超过限定数，留单备查。

（4）尽可能缩短有创性物品的使用时间。气管插管等有创性和侵入性物品每2周更换，气管切开患者每天至少进行3次气管切开处换药。

（5）主管医师一旦发现MRSA、MRSE、ESBL阳性感染者或定植（携带）者立即床边隔离，严格给予消毒隔离措施。

4.合理使用抗生素

尚未明确感染的细菌种类时，正确分析可能的细菌和可能使用的抗生素，进行经验用药。中度感染时，坚决果断地选用1～2种覆盖面广、强有力的抗生素，争取在短时间控制感染恶化，如头孢菌素类3、4代或其他β-内酰胺类抗生素。

（1）感染采样结果回报后，优先选择敏感药物。

（2）对某种病菌的暴发流行，首先选择针对性极强的抗生素，如MRSA感染首选万古霉素，及时有效地控制流行趋势；同时合并其他细菌（阴性杆菌、真菌）感染时，采取联合用药。其次是优化抗菌药物应用策略，使用抗菌药物之前应先采集病原学标本，根据病原学药敏结果选用抗菌药物，有计划地进行抗菌药物轮换使用。滥用和使用不足（剂量、疗程和抗菌活性）均易产生细菌的耐药性，疗程过长耐药概率增大，这是及时有效地减少耐药菌暴发流行的基本要素。

（3）加强意识障碍、延髓麻痹及长期卧床患者的良肢位摆放，并给予翻身、叩背、吸痰，保证抗生素最大限度地发挥作用。

（4）积极治疗原发疾病，重视保护重要脏器，缩短停留ICU时间，可有效预防或减少感染。

（四）感染常见部位的监测

重症监护室的患者病情危重，抵抗力降低，易感性增加，各种有创检查和监测增多，治疗监护环境差，护理人员感染控制措施不到位，增加了患者交叉感染的概率。医院内感染的部位按发生率首先常见的是肺部感染，其次是尿路感染，最后是导管相关血流感染。

（五）常见感染的预防护理

1.呼吸道感染

神经重症患者起病急、年龄大、意识障碍、吞咽障碍，同时伴有糖尿病等并发症，且气管插管、气管切开、留置胃管等造成正常生理功能受损，昏迷、呕吐、误吸等使气体交换障碍，大量肺泡炎性渗出，痰液瘀积等内源性及外源性的因素导致呼吸道感染。近年来，人们对医院获得性肺炎的重要类型——呼吸机相关性肺炎（VAP）的研究日趋深入，针对易感危险因素和发病机制提出相应的预防措施。

（1）有明显肺部感染患者入住神经重症监护病房后立即予以痰培养及药敏试验，经筛选的痰液，连续两次分离到相同病原体，痰细菌定量培养分离病原菌数>106cfu/mL，选择敏感抗生素对症治疗；无感染者可根据病情进行预防用药。

（2）加强人工气道的护理，护理人员吸痰时注意无菌操作，并严格监测痰液的性质和量，评估感染的程度，及时报告医师。

（3）减少或清除口咽部和胃肠病原菌的定植和吸入，防止误吸。

①控制胃内容物的反流，摇高床头 30°以减少胃内容物误吸和反流。

②加强口腔护理，每天 2～3 次，根据口腔 pH 选用口腔清洗液。pH 高选用 2%～3%硼酸，pH 低采用 2%碳酸氢钠擦拭，pH 中性时用 1%～3%过氧化氢溶液或生理盐水擦拭，以预防由于口腔病原菌逆流而引起呼吸道感染。

③改进营养支持治疗方法，从预防医院获得性肺炎的角度来看，肠内喂养方法优于肠外营养。肠内喂养提倡半卧位，每次喂养需评估鼻饲管的位置，根据患者的情况调整喂养量，速度宜慢，进食后 30 分钟内尽量避免叩背、吸痰等操作。应用胃肠动力药物可减轻胃肠排空延迟，防止胃食管反流。

2.泌尿系感染

泌尿系感染是由于病原微生物侵入泌尿道而引起的炎症。泌尿系感染监测包括：体温、尿常规、中段尿培养、WBC 计数等。患者出现尿频、尿急、尿痛等尿路刺激症状，或有下腹触痛、肾区叩痛，伴或不伴发热，尿检白细胞男性＞5 个/高倍视野，女性＞10 个/高倍视野。插导尿管患者应结合尿培养，清洁中段尿或导尿留取尿液（非留置导尿）培养革兰阳性球菌菌数＞10^4cfu/mL、革兰阴性杆菌菌数＞10^5cfu/mL，新鲜尿液标本经显微镜检查（1×400），在 30 个视野中有半数视野见到细菌，应视为泌尿系统感染。重症患者常有大小便失禁、尿潴留等症状，因此大部分患者均留置尿管。据报道，留置尿管于体内 5～14 天感染的发生率高达 100%。因此，严格掌握使用导尿管的指征，做好留置导尿管的护理，以减少尿道感染的发生。

（1）合理选择导尿管，严格导尿管的无菌管理，保持集尿系统的密闭性。

（2）导尿系统应保持通畅，集尿系统应安置在低于膀胱水平，应用抗反流尿袋。

（3）使用引流通畅且外径细的导尿管，插入时避免创伤，导尿操作及留置期间都必须严格执行无菌操作原则。

（4）避免非必要性膀胱冲洗，尽可能让患者多喝水，起到生理冲洗的作用。

（5）长期留置导尿管患者，每天检查尿管留置时间，每 14 天更换尿管，尽可能尿管与尿袋同时更换。美国疾病控制中心推荐的实践原则是：尽量减少更换导尿管的次数，以避免尿路感染，导管只在发生阻塞时才更换。

（6）尽量缩短留置尿管的时间，早期积极锻炼患者膀胱功能，可定时夹闭-开放尿管。

（7）加强会阴护理，做好外阴清洁，可用碘伏消毒尿道口及会阴部，每天 2～3 次，保持清洁干燥。

（8）减少导尿管与集尿袋的分离，避免频繁进行标本采集。如需进行尿液检测，留取标本时用无菌注射器在导尿管侧面以无菌方法针刺抽取尿液。检验结果如有异常，及时通知医师给予对症处理。

3.导管相关血流感染

导管相关血流感染（CRBSI），是指带有血管内导管或者拔除血管内导管 48 小时内的患者出现菌血症或真菌血症，并伴有发热（$T>38℃$）、寒战或低血压等感染表现，除血管导管外没有其他明确的感染源。随着医学的发展，危重患者需要用导管检查、监测治疗者日益增多，应用中心静脉导管保证液体和药物的摄入或中心静脉测压等诊疗措施的实现，在神经危重患者的治疗中具有十分重要的价值和用途。

（1）导管评估内容包括：导管留置部位、时间、深度、固定、是否通畅、局部情况等。

（2）建立导管标识，不同用途的导管使用不同颜色的标志，以便视觉上更容易区分。

（3）严格无菌操作，掌握导管置入的适应证，选择合适导管，择优穿刺部位。

（4）妥善固定导管。为防止导管脱落，穿刺后要将导管缝在皮肤上，再将外露部分用无菌敷贴固定好。在进行各种治疗护理或患者自行活动时，应密切观察防止导管移位、脱出、扭曲、打结。加强巡视，观察导管及敷贴情况，无菌敷贴一旦出现松边、卷边或敷贴下有气泡、水泡、水珠等情况，应及时更换。更换敷贴时，应小心固定导管，以防将导管拉出，同时注意观察固定缝线有无松脱，必要时重新固定。若导管滑脱，应该予以拔除。

（5）采用一次性密闭式输液装置。中心静脉置管输液前后用肝素盐水10mL（50～100U/mL肝素）冲管；输液间歇期，在每日换药期间同时予冲管；如为出血、凝血功能差者，冲管液用生理盐水；输注血液制品或抽血后，应予20mL生理盐水以脉冲方式冲洗管路（压-停-压-停-压-停）以减少管路血液凝集阻塞形成。另外，输注液体时应注意药物的配伍禁忌，防止不同药物混合后微小颗粒导致堵管。输液时如发现阻塞，可用注射器抽取50U/mL肝素溶液缓慢推注使其溶解，切勿加压推注，防止形成微血栓进入微循环。

（6）置管时间不宜过长。每天触摸插入部位有无肿胀，有无感染体征。导管入口部位应使用合适的消毒剂消毒，包括75%乙醇、10%碘伏或2%碘酊。建议使用透明敷料覆盖导管入口处，当敷料潮湿、松动、变污时应立即更换。

（7）导管半定量培养。密切观察患者穿刺部位及全身情况，当患者发热或观察穿刺皮肤处出现红、肿、热、痛等炎症表现时，应拔除导管，将拔除导管的皮下段做培养。

4.深部真菌感染

真菌是人体正常菌群的组成部分，寄生于人体皮肤和黏膜。引起深部感染的真菌种类主要有念珠菌属、新型隐球菌、曲菌属等，主要侵犯皮肤深层和内脏，如肺部、脑、消化道、泌尿生殖道等器官。随着广谱抗生素、免疫抑制药及肾上腺皮质激素的大量应用，危重症患者机体免疫功能及防御功能降低，极易遭受真菌感染而加重病情。有研究指出，抗生素治疗是导致全身性真菌感染的重要因素，医护人员应对非细菌性的病原体有所了解，才能更有效地做好预防措施。

（1）保持室内空气流通，使用空气净化装置，祛除患者生活环境中的致病真菌，医护人员注意口、鼻腔及手上的带菌状况，注意严格进行清洁、消毒。

（2）积极治疗原发病，加强营养，增强机体抵抗力和免疫功能。

（3）合理使用抗生素，严格掌握适应证和防止长期使用，如在使用广谱抗生素期间发生真菌感染，应酌情停用广谱抗生素或联合应用抗真菌药物。

（4）碱化尿液，发生尿道真菌感染时可口服小苏打片等使尿液碱化，破坏念珠菌的生长环境。痰培养发现真菌，可予以碳酸氢钠溶液行口腔护理。

（5）对于住院时间较长者，可预先给予抗真菌治疗，以减少真菌感染的机会。

参考文献

[1]席淑华，卢根娣.急危重症护理[M].上海：复旦大学出版社，2015.

[2]高占玲，金莲玲.急救护理学[M].济南：山东人民出版社，2014.

[3]时昭红.消化科急危重症[M].北京：军事医学科技出版社，2010.

[4]黄志俭，柯明耀，姜燕.呼吸急危重症诊疗概要[M].厦门：厦门大学出版社，2011.

[5]孙永显.常见急症处理[M].北京：中国中医药出版社，2010.

[6]牟万宏.新编临床急危重症学[M].上海:上海交通大学出版社，2018.

[7]杨芳,于光圣,刘秀志.新编临床急危重症诊疗学[M].北京:科学技术文献出版社,2016.

[8]李志刚.急危重症诊断与处理[M].长春:吉林科学技术出版社，2019.

[9]王印华.现代急危重症监护与治疗[M].长春:吉林科学技术出版社，2019.